Herzschrittmacher-Kontrolle

Autoren:
Stefan Volz, München; Philipp Halbfaß, München,
Oliver Groll, München, Michael Wankerl, München

D1695047

URBAN & FISCHER
München • Jena

Zuschriften und Kritik an:
Elsevier GmbH, Urban & Fischer Verlag, Karlstraße 45, 80333 München medizin@elsevier.de

Wichtiger Hinweis für den Benutzer

Die Erkenntnisse in der Medizin unterliegen laufendem Wandel durch Forschung und klinische Erfahrungen. Herausgeber und Autoren dieses Werkes haben große Sorgfalt darauf verwendet, dass die in diesem Werk gemachten therapeutischen Angaben dem derzeitigen Wissensstand entsprechen. Das entbindet den Nutzer dieses Werkes aber nicht von der Verpflichtung, anhand weiterer schriftlicher Informationsquellen zu überprüfen, ob die dort gemachten Angaben von denen in diesem Buch abweichen und seine Verordnung in eigener Verantwortung zu treffen.

Wie allgemein üblich wurden Warenzeichen bzw. Namen (z. B. bei Pharmapräparaten) nicht besonders gekennzeichnet.

Bibliografische Information der Deutschen Nationalbibliothek

Die Deutsche Nationalbibliothek verzeichnet diese Publikation in der Deutschen Nationalbibliografie; detaillierte bibliografische Daten sind im Internet über http://dnb.d-nb.de abrufbar.

Alle Rechte vorbehalten

1. Auflage 2008
© Elsevier GmbH, München
Der Urban & Fischer Verlag ist ein Imprint der Elsevier GmbH.

08 09 10 11 12   5 4 3 2 1

Für Copyright in Bezug auf das verwendete Bildmaterial siehe Abbildungsnachweis.

Um den Textfluss nicht zu stören, wurde bei Patienten und Berufsbezeichnungen die grammatikalisch maskuline Form gewählt. Selbstverständlich sind in diesen Fällen immer Frauen und Männer gemeint.

Planung: Dr. Bernadette Aulinger, München
Lektorat: Dr. Stefanie Staschull, München
Redaktion: Stephan Lamerz, Berlin
Herstellung: Dietmar Radünz, München
Satz: Kösel, Krugzell
Druck und Bindung: Uniprint International BV, *the book factory*
Fotos: Siehe Abbildungsnachweis
Umschlaggestaltung: Spieszdesign Büro für Gestaltung, Neu-Ulm
Titelfotografie: Dr. Stefan Volz

ISBN 978-3-437-24330-1

Aktuelle Informationen finden Sie im Internet unter www.elsevier.de und www.elsevier.com.

Geleitwort

Die Herzschrittmachernachsorge hat sich in den letzten Jahren durch die rasanten Fortschritte in der Schrittmacheraggregattechnologie und der dazugehörigen Nachsorgesoftware zu einem sehr umfangreichen Arbeitsfeld innerhalb der Kardiologie entwickelt. Die mit dem praktischen Alltag der Schrittmachernachsorge vertrauten Autoren dieses Buches haben ein sinnvolles Konzept entwickelt, welches neben der allgemeinen inhaltlichen Auseinandersetzung mit diesem Thema auch die spezifischen Besonderheiten der gängigen Schrittmachergeräte aufzeigt. Unter Zuhilfenahme von Bildmaterial werden dem Anfänger in Grundzügen auch die aktuellen Nachsorgegeräte einschließlich deren Software vorgestellt, wodurch eine schnellere Vertrautheit im Umgang mit den unterschiedlichen Geräten vermittelt werden soll.

Insgesamt halte ich das Konzept dieses Buches als didaktisches Hilfsmittel zum Erlernen der komplexen Tätigkeit in der Schrittmachernachsorge für sehr begrüßenswert und hoffe, dass das Buch hierzu einen sinnvollen Beitrag leisten kann.

Prof. Dr. med. Ellen Hoffmann
Chefärztin der Klinik für Kardiologie und
Internistische Intensivmedizin
Klinikum Bogenhausen, Städtisches Klinikum München GmbH

Vorwort der Autoren

Das vorliegende Buch ist vor allem für den Einsteiger auf dem Gebiet der Schrittmachernachsorge konzipiert, wobei die Autoren darauf bedacht waren, die praktische Vorgehensweise möglichst verständlich und anschaulich darzustellen. Das Buch ist als Ergänzung zu den bereits auf dem Markt befindlichen hervorragenden Lehrbüchern gedacht und soll diese nicht ersetzen. Es will vielmehr eine begleitende Anleitung zur Durchführung einer Schrittmacherkontrolle sein und wurde daher mit Screenshots der aktuellen Nachsorgegeräte versehen und in einem kompakten „Kitteltaschenformat" zusammengestellt.

Um ein Grundlagenkapitel kommt auch ein praktischer Leitfaden nicht herum, um dem Einsteiger wichtige Begrifflichkeiten etwas ausführlicher zu erklären (Kapitel 1). Im zweiten Kapitel wird auf aktuelle Schrittmacherindikationen und die Systemwahl eingegangen. Kapitel 3 ist als praktische Anleitung für das Vorgehen bei einer Schrittmachernachsorge gedacht. Dieses Kapitel kann neben Kapitel 4 für den bereits etwas geübten Untersucher als alleinige Anleitung dienen, da die relevanten Grundbegriffe auch in diesem Kapitel knapp aufgeführt werden. In Kapitel 4 wird schließlich auf firmenspezifische Besonderheiten und Begrifflichkeiten eingegangen. Kernstück dieses Kapitels ist eine exemplarische Darstellung der firmenspezifischen Nachsorgesoftware in Form von Screenshots, um dem unerfahrenen Untersucher einen schnellen Überblick über die unterschiedlichen Benutzeroberflächen zu verschaffen. Kapitel 5 befasst sich mit Austauschkriterien und der praktischen Vorbereitung eines Schrittmacherwechsels und in Kapitel 6 wird auf das aktuelle Thema der biventrikulären Schrittmachersysteme und deren Nachsorge eingegangen.

Gewidmet ist dieses Buch unseren Familien, ohne deren Rückhalt und Geduld die vorliegende Arbeit nicht zustande gekommen wäre.

Frau Prof. Ellen Hoffmann möchten wir für die uneingeschränkte Unterstützung und konstruktive Diskussion bei der Erstellung dieses Buches danken. Herrn Dr. Jürgen Krieg danken wir für umfangreiche Korrekturen. Daneben danken wir Frau Dr. Sabine Janko,

Frau Dr. Nicole Neubeck, Herrn Dr. Uwe Dorwarth, Herrn Dr. Dietmar Antoni, Herrn Dr. Gregor Ley und Herrn Dr. Bo Friedrichsen für Anmerkungen und sonstige konstruktive Beiträge.

Folgenden Firmenmitarbeitern sei für deren Beratung, kritische Einsichtnahme der firmenspezifischen Kapitel und unkomplizierte Bereitstellung von Abbildungen gedankt: Herrn Michael Wagner und Frau Katrin Becker (Fa. Biotronik), Frau Christine Gar, Herrn Roland Mols, Herrn Klaus Runge und Herrn Oliver Schmitt (Fa. Boston Scientific/Guidant), Herrn Peter Vierke, Herrn Christian Geisler, Herrn Dr. Stephan Hornig und Herrn Joerg Pattberg (Fa. Medtronic/Vitatron), Frau Diana Morschhäuser und Herrn Lars Pricelius (Fa. Sorin Group/Ela Medical), Herrn Dr. rer. nat. Hans-Martin Meier-Menge und Herrn Carsten Grzeganek (Fa. St. Jude Medical).

Nicht zuletzt möchten wir den Mitarbeiterinnen des Elsevier Verlages – Frau Dr. Stefanie Staschull, Frau Dr. Bernadette Aulinger und Frau Elisa Imbery – herzlich für deren engagierte und fachkompetente Begleitung dieses Projektes danken.

Die Autoren, München im Mai 2008

Autoren

Dr. med. Stefan Volz
Oberarzt, Klinik für Kardiologie und
Internistische Intensivmedizin
Klinikum Bogenhausen
Städtisches Klinikum München GmbH
Englschalkinger Str. 77
81925 München

Dr. med. Philipp Halbfaß
Klinik für Kardiologie und Internistische Intensivmedizin
Klinikum Bogenhausen
Städtisches Klinikum München GmbH
Englschalkinger Str. 77
81925 München

Dr. med. Oliver Groll
Klinik für Kardiologie und Internistische Intensivmedizin
Klinikum Bogenhausen
Städtisches Klinikum München GmbH
Englschalkinger Str. 77
81925 München

Dr. med. Michael Wankerl
Oberarzt, Klinik für Kardiologie und Internistische
Intensivmedizin
Klinikum Bogenhausen
Städtisches Klinikum München GmbH
Englschalkinger Str. 77
81925 München

Inhaltsübersicht

Abbildungsnachweis

Soweit nicht anders vermerkt, sind die Abbildungen von den jeweiligen Autoren des Kapitels bereitgestellt.

Abb. 4.1.	Firma Biotronik
Abb. 4.2	Firma Biotronik
Abb. 4.3	Firma Biotronik
Abb. 4.4	Firma Biotronik
Abb. 4.5	Firma Biotronik
Abb. 4.6	Firma Boston Scientific/Guidant
Abb. 4.7	Firma Boston Scientific/Guidant
Abb. 4.8	Firma Boston Scientific/Guidant
Abb. 4.9	Firma Boston Scientific/Guidant
Abb. 4.10	Firma Boston Scientific/Guidant
Abb. 4.11	Firma Medtronic
Abb. 4.12	Firma Medtronic
Abb. 4.13	Firma Medtronic
Abb. 4.14	Firma Medtronic
Abb. 4.15	Firma Medtronic
Abb. 4.16	Firma Vitatron
Abb. 4.17	Firma Vitatron
Abb. 4.18	Firma Vitatron
Abb. 4.19	Firma Vitatron
Abb. 4.20	Firma Vitatron
Abb. 4.21	Firma Sorin Group/Ela Medical
Abb. 4.22	Firma Sorin Group/Ela Medical
Abb. 4.23	Firma Sorin Group/Ela Medical
Abb. 4.24	Firma Sorin Group/Ela Medical
Abb. 4.25	Firma Sorin Group/Ela Medical
Abb. 4.26	Firma St. Jude Medical
Abb. 4.27	Firma St. Jude Medical
Abb. 4.28	Firma St. Jude Medical
Abb. 4.29	Firma St. Jude Medical
Abb. 4.30	Firma St. Jude Medical
Abb. 6.1	Firma Boston Scientific/Guidant
Abb. 6.2	Firma Boston Scientific/Guidant
Abb. 6.3	Firma Boston Scientific/Guidant
Abb. 6.4	Firma Boston Scientific/Guidant

1

Grundbegriffe der Herzschritt-machertherapie

S. Volz und O. Groll

1

Ein Herzschrittmachersystem besteht im Wesentlichen aus zwei Komponenten, dem Aggregat, das die Batterie und die gesamte Schrittmachertechnik beinhaltet, sowie den Sonden, über welche die elektrische Wahrnehmung und Impulsabgabe erfolgt.

1.1   Nomenklatur

Die gängige **Schrittmachernomenklatur** ist in Tab. 1.1 aufgelistet.

Tab. 1.1: Schrittmachernomenklatur (revidierter NASPE/BPEG-Code)	
1. Buchstabe: Ort der Stimulation	A = Atrium, V = Ventrikel, D = dual (A und V), S = single (A oder V), 0 = keine Stimulation
2. Buchstabe: Ort der Wahrnehmung	A = Atrium, V = Ventrikel, D = dual (A und V), S = single (A oder V), 0 = keine Wahrnehmung
3. Buchstabe: Betriebsart	I = inhibiert bzw. Demandfunktion, T = getriggert, D = dual (T und I), 0 = starrfrequent bzw. asynchron
4. Buchstabe: Vorhandensein Frequenzadaptation	R = rate modulation bzw. frequenzadaptiert (sensorübermittelter Anstieg der Stimulationsfrequenz bei körperlicher Belastung)
5. Buchstabe: Multifokale Stimulation (biventrikulär, biatrial)	A = Atrium, V = Ventrikel, D = dual (A und V), 0 = keine

1.2   Schrittmachersonden

Bei **unipolaren Sonden** besteht die positive Anode aus der Elektrodenspitze, während das Schrittmachergehäuse die negativ geladene Kathode darstellt. Hierbei wird ein großes elektrisches Feld erzeugt. Aus diesem Grund birgt eine unipolare Stimulation eine erhöhte Gefahr von Pektoraliszucken. Dies kann durch Umprogrammierung auf eine bipolare Elektrodenkonfiguration behoben werden. Zwerchfellzucken beruht hingegen auf einer apikal lokalisierten Ventrikelstimulation und kann durch Umstellen auf bipolar nur selten behoben werden. Die Wahrnehmungsfunktion ist bei unipolaren Sonden, bedingt durch das große elektrische Feld, störanfälliger in Bezug auf Muskelartefakte und Farfield-Sensing. Daher sollte die Empfindlichkeit bei dieser Sondenkonfiguration nicht zu

1

sensibel programmiert werden (beispielsweise nicht kleiner als 5 mV im Ventrikel bzw. 1 mV im Atrium).

Bipolare Sonden unterscheiden sich von den unipolaren Exemplaren dadurch, dass Anode und Kathode nahe beisammen an der Elektrodenspitze lokalisiert sind. Hierdurch liegt ein deutlich kleineres elektrisches Feld vor. Der Vorteil dieser Sondenkonfiguration liegt darin, dass die Wahrnehmung von Muskelsignalen mit dem Problem einer Schrittmacherinhibierung oder Triggerung durch diese Störsignale wesentlich seltener ist. Bipolare Sonden können daher deutlich empfindlicher eingestellt werden. Auch die unerwünschte Stimulation der benachbarten Skelettmuskulatur wird seltener beobachtet.

Nachteilig erweist sich, dass im Oberflächen-EKG häufig keine Schrittmacherspikes aufgezeichnet werden, was eine EKG-Interpretation erschweren kann. Aus diesem Grund wird die Stimulationskonfiguration in einigen Zentren auf unipolar belassen, während die Wahrnehmungskonfiguration bipolar eingestellt wird.

Bei der **Schrittmachersondenwiderstandsmessung (Elektrodenimpedanz)** liegen Werte um $300-1000\,\Omega$ im Normbereich. Messwerte über $1500\,\Omega$ erhärten den Verdacht auf einen Elektrodenbruch (Prüfung der SM-Spikes im EKG unter unipolarer Stimulation) und gehen gelegentlich mit einer Schrittmachersondendislokation einher (die dislozierte Sonde kann aber auch dem Endokard anliegen und gute Messwerte aufweisen; radiologische Prüfung der Sondenlokalisation). Werte unter $200\,\Omega$ können ein erstes Anzeichen für Sondenisolationsdefekte mit Ausbildung von Kriechströmen sein.

Als **Exitblock** versteht man die totale Ineffektivität der Stimulation. Ein **Entranceblock** liegt vor, wenn P- oder R-Wellen nicht wahrgenommen werden. Beide Phänomene können beispielsweise bei Elektrodenbruch oder einer Sondendislokation vorliegen.

1.3   Batterieerschöpfung

Mit der zunehmenden Erschöpfung eines Schrittmacheraggregates verringert sich die Batteriespannung und erhöht sich der Innenwiderstand (Beispiel eines Aggregates: bei Laufzeitbeginn 2,8 V und 1 kΩ → End of Life-Kriterium bei 1,8 V und 10 kΩ). Der **Elective Replacement Indikator (ERI)** definiert einen Energiezustand, in dem das Schrittmacheraggregat aus Sicherheitsgründen ausgetauscht werden sollte (bei einigen Modellen beispielsweise, wenn die Schrittmacheraggregatspannung 2,3 V unterschreitet). Hierbei ist das **End of Life-Kriterium (EOL),** also der Zustand der vollständigen Schrittmacheraggregaterschöpfung, noch nicht erreicht. Die Begin of Life(BOL)-, ERI- und EOL-Kriterien sind in Abhängigkeit vom vorliegenden Schrittmachermodell unterschiedlich definiert und müssen aus gesonderten Tabellen ersehen werden (☞ Kapitel 5).

1.4   Allgemeine Stimulationsparameter

1.4.1   Grundbegriffe

Unter einer **asynchronen bzw. starrfrequenten Stimulation** versteht man eine permanente Schrittmacheraktion in der eingestellten Stimulationsfrequenz, ungeachtet des intrinsischen Eigenrhythmus. Die Gefahr dieser Stimulationsform liegt darin, dass der Schrittmacherstimulus in die vulnerable Phase der Herzaktion einfallen kann. Daher ist diese Stimulationsform nur für Schrittmacherkontrollzwecke unter laufender EKG-Kontrolle (beispielsweise während der Magnetauflage) geeignet. Darüber hinaus ist dieser Stimulationsmodus obsolet. Eine **festfrequente Schrittmacherkonfiguration** beinhaltet eine sogenannte Demandfrequenz. Im Gegensatz zur **Frequenzadaptation** steigt die Schrittmacherfrequenz hier nicht durch die körperliche Aktivität an. Bei heute nicht mehr gebräuchlichen **fixfrequenten Schrittmachern** ließ sich die Stimulationsfrequenz nicht umprogrammieren.

Das **Stimulationsintervall** bezeichnet das Zeitintervall zwischen zwei aufeinanderfolgenden Schrittmacherimpulsen bezogen auf ein starrfrequentes Stimulationsmuster. Das **Auslöseintervall** oder auch **Erwartungsintervall** stellt die Zeitdauer dar, die der Schrittmacher von der letzten Herzaktion bis zum Auslösen der nächsten Schrittmacheraktion verstreichen lässt. Eine Schrittmacheraktion wird nur dann ausgelöst, wenn in diesem Intervall keine intrinsische Herzeigenaktion wahrgenommen wird.

1

Als **Basisfrequenz** wird die eingestellte Schrittmachergrundfrequenz bezeichnet. Sie entspricht dann auch der tatsächlichen Schrittmacherstimulation, wenn keine zusätzlichen Algorithmen programmiert wurden, welche diese Basisfrequenz zumindest zeitweise verändern können (beispielsweise Frequenzadaptation bei körperlicher Betätigung oder Hysteresefunktionen). Üblicherweise werden Frequenzen um 70/min eingestellt.

Eine **erhöhte Basisfrequenz** kann allerdings bei besonderen klinischen Situationen erforderlich werden (beispielsweise passager nach His-Ablation oder bei einem medikamentös-induzierten Long-QT-Syndrom).

Eine **erniedrigte Basisfrequenz** wird insbesondere dann eingestellt, wenn selten auftretende bradykarde Rhythmusstörungen vorliegen (beispielsweise Karotissinus-Syndrom) und man sich somit mit einer Backup-Frequenz (Notfallfrequenz) begnügen kann. Der Vorteil dieser seltenen Stimulation liegt darin, ein zu häufiges Interferieren des Schrittmachers mit der intrinsischen Eigenfrequenz und der damit verbundenen Gefahr eines Schrittmachersyndroms zu vermeiden.

Als **Schrittmachersyndrom** werden hämodynamisch ungünstige Eigenschaften der Schrittmacherstimulation bezeichnet, wie beispielsweise eine retrograde Leitung (Kammer → Vorhof) mit erhöhten Füllungsdrücken oder die unphysiologische rechtsventrikuläre Kammerstimulation mit einer entsprechend asynchronen Herzmechanik. In jedem Fall resultiert ein vermindertes Herzzeitvolumen. Vor allem bei einer rechtsventrikulären Einkammerstimulation (VVI) werden gehäuft hämodynamisch ungünstige Effekte beobachtet. Hier kommt zu den oben genannten Gründen eines Schrittmachersyndroms noch eine fehlende AV-Koordination hinzu.

1.4.2 Intervalle und Zeitgebung

Das **AV-Intervall (AV-Delay, AV-Zeit)** von Zweikammerschrittmachern entspricht einem elektrischen Äquivalent zur PQ-Zeit und beinhaltet die Zeitspanne zwischen Vorhofspike und Ventrikelspike. Liegt eine spontane Vorhoferregung vor (P-Welle), so spricht man von einem PV-Intervall. Das optimale AV-Intervall unterliegt individuellen Schwankungen. Hier kann eine echokardiographische Kontrolle der Hämodynamik mit Darstellung einer gut ausgebildeten (nicht abgeschnittenen) A-Welle über der Mitralklappe hilfreich sein.

Das AV-Intervall sollte bei normaler AV-Überleitung länger als die physiologische PQ-Zeit eingestellt werden, um eine ungünstige ventrikuläre Stimulation zu verhindern (Ausnahme HOCM und biventrikuläre Schrittmachersysteme). Alternativ kommt bei normalen Leitungseigenschaften im AV-Knoten auch ein AAI-Modus in Betracht. Hat der Patient zwar keine hochgradigen AV-Blockierungen, jedoch zahlreiche VES, würde ein langes AV-Intervall (> 250 ms) die Wahrscheinlichkeit einer während der atrialen Blankingperiode einfallenden VES mit der Gefahr der ventrikulären Stimulationsabgabe in die vulnerable Phase der Ventrikelaktion (Auslösen einer VT insbesondere bei Patienten mit struktureller Herzerkrankung) erhöhen. Deshalb sollte das AV-Intervall bei zahlreichen VES nicht zu lange gewählt werden. Bei Vorliegen einer hypertrophen obstruktiven Kardiomyopathie (HOCM) ist eine asynchrone Stimulation von der Herzspitze ausgehend – wie diese unter der rechtsventrikulären Stimulation mit apikaler Sondenlage vorliegt – sinnvoll. Bei dieser Erkrankung sollte daher ein kurzes AV-Intervall gewählt werden (50 – 100 ms, Echokontrolle). Zur AV-Optimierung bei biventrikulären Schrittmachern wird auf Kapitel 6 verwiesen.

Da es zwischen Vorhofstimulus und resultierender stimulierter P-Welle zu einem individuell unterschiedlich langen Stimulus-P-Abstand kommt (die schrittmacherinduzierte Vorhofaktion tritt gegenüber der physiologischen Aktion zeitverzögert auf und bewirkt somit eine verkürzte Zeitspanne zwischen eigentlicher Vorhoferregung und Ventrikelaktion), kann eine **AV-Korrektur (AV-Verlängerung)** zur Verbesserung der Hämodynamik programmiert werden. Das Ziel ist es, eine konstante Vorhof-Ventrikel-Verbindung bei Wechsel von Vorhofeigenaktion und Vorhofschrittmacheraktion zu gewährleisten. Optimale Werte der AV-Verlängerung liegen durchschnittlich bei ca. 30 – 40 ms. Diese Zeit wird auf das AV-Intervall im Falle einer Vorhofstimulation aufgeschlagen (AV-Verlängerung), um die Zeitverzögerung Stimulus-Vorhoferregung zu kompensieren. Es resultieren konstantere Zeitintervalle – und damit bessere hämodynamische Bedingungen – zwischen eigentlicher Vorhofaktion und Ventrikelaktion.

Die AV-Zeit ist Teil der totalen atrialen Refraktärperiode. Programmiert man ein **frequenzadaptiertes AV-Intervall,** so wird die natürlich auftretende Verkürzung der PQ-Zeit unter körperlicher Aktivität imitiert. Auf diese Weise erzielt man physiologischere Belastungsbedingungen. Auch kann hierdurch die obere Frequenzbegrenzung (Wenckebach-Verhalten) des Schrittmachers angehoben werden.

Als **Refraktärzeit** (hier im Sinne einer relativen Refraktärzeit) wird die Zeit nach Stimulation oder Detektion einer Herzeigenaktion in einer Herzkammer bezeichnet, in welcher der Schrittmacher Störsignale zwar wahrnehmen kann, diese jedoch nicht frequenzwirksam nutzt.

Die **atriale Refraktärzeit** verhindert, dass frühzeitige atriale Wahrnehmungsereignisse (beispielsweise Fernfeldwahrnehmung/VA-Crosstalk) eine Ventrikelstimulation auslösen.

Die **totale atriale Refraktärperiode (TARP)** setzt sich aus dem **AV-Intervall** (bzw. PV-Intervall bei intrinsischer Vorhofaktion) und der **postventrikulären atrialen Refraktärperiode (PVARP)** zusammen. Die PVARP stellt ein Zeitintervall dar, welches nach Wahrnehmung einer intrinsischen Kammererregung bzw. nach Auslösen einer Kammerstimulation beginnt. Bei unterschiedlichen Schrittmachermodellen können entweder die TARP oder die kombinierten Zeiten (AV-Intervall und PVARP) programmiert werden.

Die PVARP soll verhindern, dass frühzeitig einfallende atriale Störsignale oder retrograd in den Vorhof geleitete Ventrikelaktionen eine Schrittmachertachykardie auslösen. Die durchschnittliche retrograde Leitung liegt bei 220–280 ms und kann entweder im EKG-Ausschrieb/Markerausschrieb oder bei einigen Schrittmachermodellen mit speziellen VA-Leitungszeitmessungen (retrograde Leitungszeit) ermittelt werden. Als Richtwert für die Einstellung der PVARP gilt die Zeit der gemessenen retrograden Leitung addiert mit 30–50 ms, also eine Zeit von 250–330 ms.

Kann die retrograde Leitung nicht ohne weiteres ermittelt werden, so stellt die Einstellung der PVARP auf 300 ms einen guten Anfangswert dar.

Ist die PVARP zu kurz programmiert, geht die im Vorhof wahrgenommene retrograde Ventrikelaktion in die Schrittmacherfrequenzberechnung ein und führt zur Initiierung eines AV-Intervalls mit konsekutiver frühzeitiger Ventrikelstimulation. In der Folge kann es wiederum zu einer frühzeitigen, im Vorhof wahrgenommenen, retrograden Ausbreitung der Kammeraktion kommen. Dies ist der Entstehungsmechanismus einer Schrittmachertachykardie (siehe auch später).

Eine zu lange programmierte PVARP hingegen erniedrigt das Trackingverhalten des Schrittmachers. Dies liegt daran, dass die totale atriale Refraktärzeit im Falle einer tachykarden Vorhofaktion (schrittmacherbedingt oder physiologisch) die höchste ventrikuläre Schrittmacherfrequenz vorgibt. Ist der sogenannte 2:1-Punkt erreicht, kann nur noch jede zweite P-Welle einen ventrikulären Stimulus triggern. Die andere P-Welle tritt dann während der PVARP auf. Es resultiert also ein Abfall der ventrikulären Stimulationsfrequenz auf 50% der Vorhoffrequenz. Ins Gewicht fällt dieses Phänomen insbesondere bei Patienten mit hochgradigem AV-Block, da dann keine physiologische Kammeraktion den ausbleibenden ventrikulären Stimulus ersetzt. Daher sollte der 2:1-Punkt bei hochgradigen AV-Blockierungen so hoch wie möglich programmiert werden (PVARP nur so lang wie nötig und automatische PVARP-Verkürzung bei Frequenzanstieg, AV-Intervall so kurz wie nötig und AV-Verkürzung bei Frequenzanstieg).

Die **ventrikuläre Refraktärperiode (VRP)** wird üblicherweise auf Werte zwischen 200–250 ms eingestellt. Das Ziel ist es, die sogenannte **T-Welleninhibierung,** also das fehlerhafte Erkennen von T-Wellen als Kammerkomplex, zu vermeiden. Diese Gefahr ist praktisch nur dann gegeben, wenn die ventrikuläre Wahrnehmung sehr empfindlich eingestellt wurde. In den anderen Fällen kann die VRP kurz programmiert werden.

Ist bei einer empfindlich eingestellten Ventrikelsonde eine zu kurze ventrikuläre Refraktärzeit programmiert, könnte die fehlerhafte Wahrnehmung von T-Wellen im Anschluss an eine regelrechte

1

Herzaktion zu einer ungewollten Frequenzreduktion im Ventrikel führen (T-Welleninhibierung; das Auslöseintervall wird fälschlich zurückversetzt).

Bei einer zu lang eingestellten ventrikulären Refraktärzeit besteht die Gefahr, dass eine Schrittmacherkammeraktion in die vulnerable Phase einer nicht beachteten ventrikulären Extrasystole einfallen kann (Gefahr der Induktion maligner ventrikulärer Rhythmusstörungen).

Während bei den oben genannten relativen Refraktärzeiten Wahrnehmung erfolgen kann (diese jedoch nicht zur Berechnung der Schrittmacherstimulation genutzt wird), gelten **Ausblendzeiten (Blanking)** auch als **absolute Refraktärzeiten.** Während dieser Zeit findet weder Wahrnehmung noch Einflussnahme auf die Schrittmacheraktion statt.

Die **atriale Ausblendzeit (atriales Blanking, postventrikuläres atriales Blanking/PVAB)** soll während der Kammerdepolarisation und -repolarisation eine Fehlwahrnehmung von Fernsignalen aus dem Ventrikel im Vorhof verhindern (Farfield-Sensing, VA-Übersprechen, VA-Crosstalk). Diese Gefahr ist besonders groß, wenn die Vorhofempfindlichkeit zur besseren Wahrnehmung von atrialen Tachyarrhythmien sehr sensibel (niedrig) eingestellt wird.

Gewählt wird üblicherweise ein PVAB-Intervall von ca. 150 ms.

Im Falle regelmäßiger Vorhoftachykardien (Vorhofflattern, atriale Tachykardien) besteht die Gefahr, dass jedes zweite Signal dieser Rhythmusstörung im Vorhof ausgeblendet wird, falls dieses während der PVAB auftritt („2:1-Lock-In"). Der Schrittmacher erkennt dann nur eine Tachykardie mit der halben Vorhoffrequenz, die keinen Mode Switch, sondern ein Tracking des Vorhofes mit der Folge einer hochfrequenten Kammerstimulation nach sich zieht. Bei dokumentierten Episoden mit Vorhofflattern kann dieses Problem durch Einstellung einer kurzen PVAB verhindert werden. Es gilt dann die Faustregel: Sollwert für programmiertes AV-Intervall + programmierte PVAB < atriale Zykluslänge während des Vorhofflatterns.

Die **ventrikuläre Ausblendzeit (postatriales ventrikuläres Blanking)** bewirkt im Gegenzug zur Vorhofausblendzeit eine Blindschaltung der Kammerelektrode im Anschluss an einen atrialen Stimulus. Hierdurch kann ein AV-Übersprechen (AV-Crosstalk) dieses Stimulus verhindert werden. Kommt es zu einer physiologischen Vorhofaktion startet das **postatriale ventrikuläre Blanking (PAVB)** nicht, da die P-Welle aufgrund ihrer geringen Amplitude kein Übersprechen herbeiführt. Gewählt wird üblicherweise ein Intervall zwischen 15 – 30 ms, bei unipolarer Sondenkonfiguration können auch längere Intervalle bis 75 ms notwendig werden. Wird dieses Intervall zu lange gewählt, besteht die Gefahr, dass eine Schrittmacherkammeraktion in die vulnerable Phase einer nicht detektierten ventrikulären Extrasystole einfallen kann. Daher sind eine bipolare Elektrodenkonfiguration und eine unsensiblere ventrikuläre Wahrnehmung einer zu langen PAVB vorzuziehen.

Die oben geschilderten Gefahren der **Fernfeldwahrnehmung (AV- und VA-Übersprechen bzw. AV- und VA-Crosstalk)** können neben der Einstellung der Refraktär-/Blankingzeiten auch durch eine bipolare Elektrodenkonfiguration, eine nicht zu empfindliche Wahrnehmungskonfiguration wie auch durch eine niedrige Stimulationsenergie der störenden Kammer vermindert werden.

Die **ventrikuläre Sicherheitsstimulation (Safety window pacing)** soll durch einen ventrikulären Zusatzstimulus eine ungewollte

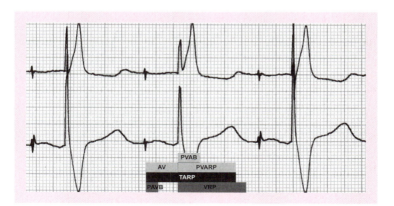

Abb. 1.1: Zeitliche Darstellung relativer und absoluter (Blanking) Refraktärzeiten: AV = AV-Intervall, PVARP = postventrikuläre atriale Refraktärperiode, TARP = totale atriale Refraktärperiode, VRP = ventrikuläre Refraktärperiode, PVAB = postventrikuläres atriales Blanking, PAVB = postatriales ventrikuläres Blanking.

ventrikuläre Frequenzreduktion bei AV-Crosstalk verhindern. Dieser Stimulus wird nach einem konstanten Zeitintervall ausgelöst (üblicherweise 100–120 ms nach Abgabe eines Vorhofstimulus). Der Schrittmacher gibt den Zusatzstimulus ab, wenn nach der Blankingzeit in der Ventrikelsonde eine Wahrnehmung erfolgt.

Im Falle eines AV-Crosstalk, welcher eine ungewollte ventrikuläre Frequenzreduktion zur Folge hätte, würde somit eine regelrechte Kammeraktion stattfinden.

Liegt hingegen eine ventrikuläre Extrasystole als Ursache der Ventrikelwahrnehmung vor, fällt der Stimulus in deren natürliche Refraktärperiode und bewirkt keine Ventrikelstimulation. Dies ist ungefährlich, da die vulnerable Phase der ventrikulären Erregungsrückbildung erst später auftritt.

Die elektrokardiographische Diagnose eines ventrikulären Sicherheitsstimulus kann daran erfolgen, dass er unabhängig von anderen Parametern (AV-Zeit etc.) immer konstant (beispielsweise 100–120 ms nach Vorhofspike) einfällt. Im Zweifel sollten die Stimulationsmarker am Monitor des Kontrollgerätes überprüft werden.

Die **ventrikuläre Grenzfrequenz** gibt vor, wieweit die Schrittmacherkammeraktion einer physiologischen oder stimulierten Vorhofaktion folgt. Sie ist im DDD- und VDD-Modus programmierbar und wird nach individuellen Erfordernissen zwischen 100 und 180/min eingestellt. Überschreitet die Vorhoffrequenz den programmierten Wert, wird die Ventrikelstimulation nicht mehr getriggert.

Auch eine lang programmierte totale atriale Refraktärzeit bewirkt ab einer bestimmten Frequenz ein 2:1-Verhalten, wodurch ebenfalls eine obere Frequenzbegrenzung vorgegeben ist (Berechnung der 2:1-Frequenz: 60 000 ms ÷ totale atriale Refraktärzeit). Will man daher insbesondere bei jungen Patienten eine ventrikuläre Stimulationsfrequenz nahe der physiologischen Maximalfrequenz beibehalten, muss man das AV-Intervall und die PVARP entsprechend kurz einstellen oder ein frequenzadaptiertes AV-Intervall programmieren. Die hieraus resultierenden Gefahren einer Schrittmachertachykardie müssen dann durch andere Einstellungen vermindert werden (siehe unten).

1.5   Spezielle Schrittmacheralgorithmen

Bei einer **frequenzadaptierten Stimulation (R-Modus)** bleiben die Schrittmacherbasisfunktionen unverändert. Die Aktivierung der Frequenzadaptation führt jedoch dazu, dass die Herzfrequenz an die momentane körperliche Belastung des Patienten angepasst wird. Dazu verändert der Schrittmacher die Basisfrequenz bzw. das Auslöseintervall entsprechend den eingehenden Meldungen eines Aktivitätssensors (aktivitätsinduzierter Frequenzanstieg). Diese Stimulation ist bei Patienten mit Sinusknotensyndrom und chronotroper Inkompetenz (dies lässt sich einfach durch ein 24-Stunden-EKG unter körperlicher Aktivität oder durch eine Ergometrie prüfen) indiziert.

Bei diesem Modus werden zwei programmierbare Maximalfrequenzen unterschieden. Einerseits lässt sich eine klassische **maximale ventrikuläre Synchronfrequenz** einstellen (Fmax/P; P-Wellen-getriggerte Maximalfrequenz). Diese entspricht der ventrikulären Grenzfrequenz bei Zweikammerschrittmachern. Andererseits kann eine **maximale sensorgesteuerte Frequenz** (Fmax/S; sensorgesteuerte Maximalfrequenz) festgesetzt werden. Diese stellt die obere Grenze der Frequenzadaptation dar.

Bei Neigung zu Vorhofarrhythmien kann beispielsweise eine niedrige maximale ventrikuläre Synchronfrequenz (Fmax/P) eine verminderte vorhofgetriggerte Tachykardieneigung bewirken. Eine höhere sensorgesteuerte Frequenz (Fmax/S) begünstigt dann eine bessere Stabilität bei physiologischen Belastungssituationen.

Als **Hysterese** („zurückbleiben") werden Algorithmen bezeichnet, die eine physiologische Herzaktion möglichst lange erhalten sollen.

Bei der **Frequenzhysterese** wird das Auslöseintervall länger programmiert als das Stimulationsintervall. Daher muss die Herzeigenaktion deutlich langsamer werden als die Interventionsfrequenz, damit der Schrittmacher einfällt. Bei einer programmierten Hysterese von 50/min und einer Stimulationsfrequenz von 70/min wird der Schrittmacher beispielsweise nur dann aktiv, wenn der Eigenrhythmus 50/min unterschreitet. Dann erfolgt allerdings eine Stimulation mit einer Frequenz von 70/min. Erst wenn die Eigenfrequenz 70/min überschreitet, wird der Schrittmacher wieder inhibiert. Der Sinn dieser Algorithmen ist es, die physiologische Herzaktion möglichst lange zu erhalten, insbesondere bei nur zeitweise auftretenden bradykarden Rhythmusstörungen (Karotissinus-Syndrom, intermittierendes Sinusknotensyndrom).

Bei der **Suchfrequenzhysterese** stimuliert der Schrittmacher nach einer bestimmten Anzahl von Impulsen einmalig mit der Hysteresefrequenz, um nach physiologischen Eigenaktionen oberhalb der Hysteresefrequenz zu suchen. Dieser Modus sollte bei einer programmierten Frequenzhysterese immer zusätzlich programmiert werden und kommt dann voll zur Entfaltung, wenn die Eigenfrequenz häufig unterhalb der Stimulationsfrequenz, aber oberhalb der Hysteresefrequenz liegt.

Als **Sensorhysterese** wird eine programmierbare Hysteresefunktion bei frequenzadaptierten Systemen bezeichnet. Der Schrittmacher berechnet dann eine Hysteresefrequenz anhand der körperlichen Aktivität (beispielsweise 10% der berechneten benötigten Herzfrequenz).

Die **AV-Hysterese** stellt schließlich eine Sonderform dar. Über diese Funktion wird nicht die physiologische Herzfrequenz, sondern eine möglichst physiologische AV-Überleitung begünstigt. Der Sinn dieses Algorithmus ist es, die ventrikuläre Stimulation bei nur zeitweise auftretenden AV-Blockierungen zu reduzieren. Bei der **AV-Suchhysterese** wird intermittierend ein zusätzliches Intervall an die AV-Zeit angehängt, um spontane Kammerüberleitungen zu begünstigen. Benötigen die AV-Hysteresefunktionen jedoch sehr lange Hystereseintervalle (> 100 ms), so kann hierdurch (bei vorzeitiger Ventrikelaktion/VES während des Blanking) ein R-auf-T-Phänomen begünstigt werden. Andere Stimulationsalgorithmen (AAI-Safe-R, DDD-AMC etc.) vermeiden dies.

Schrittmachertachykardien (Endless-loop-Tachykardie, ELT; Pacemaker-Tachykardie, PMT) entstehen durch einen sich selbst unterhaltenden schnellen Erregungskreislauf, der die Schrittmacherstimulation als antegrade und die physiologische AV-Verbindung als retrograde Verbindung nutzt. Selbst im Falle von höhergradigen AV-Blockierungen kann in seltenen Fällen eine schnelle retrograde AV-Leitung vorliegen, sodass Schrittmachertachykar-

1

dien auch bei diesem Krankheitsbild auftreten können. Als Vorbedingung für die Entstehung von pathologischen Kreiserregungen darf das Vorhofmyokard nicht mehr refraktär sein. Dies ist beispielsweise erfüllt, wenn eine lange AV-Zeit programmiert wurde oder eine vorzeitige Vorhofextrasystole zum Zeitpunkt der deutlich später ausgelösten Ventrikelstimulation bereits länger abgelaufen ist. Zudem muss eine ankommende retrograde Erregung im Vorhof detektiert und frequenzwirksam verarbeitet werden. Dies ist vor allem dann erfüllt, wenn die PVARP zu kurz programmiert wurde. Daneben können zahlreiche Szenarien, die mit einer AV-Desynchronisation einhergehen, wie ventrikuläre Extrasystolen, ein atrialer Sensingdefekt (Over- und Undersensing) oder ein atriales Farfield-Sensing, das Zustandekommen einer Schrittmachertachykardie begünstigen.

Um eine **PMT-Prophylaxe** zu erzielen, lassen sich diverse Stimulationsparameter modifizieren. Nahe liegend ist insbesondere eine Verlängerung der PVARP über die Dauer der retrograden Leitungszeit hinaus (retrograde Leitungszeit zuzüglich 30 – 50 ms). Letztere lässt sich bei einigen Schrittmacheraggregaten direkt messen, bei anderen muss ein EKG (mit erkennbarer retrograder P-Welle) oder ein intrakardialer Markerausschrieb Anwendung finden. Sollte hierdurch bei Patienten mit hochgradigen AV-Blockierungen die maximale Trackingfrequenz zu stark beschnitten werden, kann alternativ eine **automatische PVARP-Verkürzung** programmiert werden. Diese ist in der Regel effektiv, da sich auch die VA-Leitung unter Frequenzanstieg verkürzt. Weitere einfache prophylaktische Möglichkeiten sind eine möglichst kurz programmierte AV-Zeit (dann ist der Vorhof zum Zeitpunkt der retrograden Erregung refraktär), eine nicht zu sensibel eingestellte bipolare atriale Sondenkonfiguration, eine **automatische PVARP-Verlängerung bei ventrikulären Extrasystolen** oder eine VES-synchrone atriale Stimulation (dann ist der Vorhof zum Zeitpunkt der retrograden Erregung refraktär).

Darüber hinaus verfügen Schrittmachergeräte über unterschiedliche Detektionsalgorithmen, um eine PMT auszumachen. Wird eine Schrittmachertachykardie erkannt, kann diese abhängig vom Schrittmachermodell durch **PMT-Schutzmechanismen,** beispielsweise durch zeitweise Verkürzung der AV-Zeit, Verlängerung der

1

PVARP oder Unterbrechung der AV-Synchronität (Tracking) terminiert werden.

Atriale Tachykardien/Tachyarrhythmien sind vor allem dann problematisch, wenn eine Trackingfunktion des Schrittmachers notwendig ist (bei AV-Blockierungen muss der AV-Knoten durch den Schrittmacher umgangen werden). Da der Schrittmacher im Gegensatz zum AV-Knoten keinen natürlichen Filtermechanismus aufweist, besteht die Gefahr, dass schnelle Vorhofarrhythmien (Vorhoftachykardien, Vorhofflimmern, Vorhofflattern) eine sehr hohe Ventrikelfrequenz bis hin zum Wenckebach-Punkt induzieren. Aus diesem Grunde müssen Schutzalgorithmen vorliegen, um insbesondere für die Patienten, die ein Tracking benötigen, eine Schutzfunktion vor schneller vorhofinduzierter Kammerstimulation bereitzustellen. Bei Patienten mit normaler AV-Leitung können vorbeugend Stimulationsformen gewählt werden, die eine natürliche AV-Überleitung erhalten (beispielsweise AAI).

Die Schutzfunktion vor schneller vorhofinduzierter Kammeraktion oder auch **Mode-Switch-Funktion** (Automatic Mode Switch, AMS; Atriale Tachykardie-Reaktion, ATR; Fallback Mode Switching, FMS) bewirkt eine Desynchronisation der Vorhof- und Kammeraktion. Üblicherweise schaltet der Schrittmacher dabei in einen DDI- oder einen VDI-Modus um. Im DDI-Modus findet eine AV-sequenzielle Stimulation nur dann statt, wenn Vorhof- und Kammerrhythmus niedriger als die programmierte Basisfrequenz (beispielsweise 70/min) liegen. Liegt die Vorhofeigenfrequenz über der Basisfrequenz, erfolgt keine AV-sequenzielle Stimulation (daher ist dieser Stimulationsmodus bei komplettem AV-Block dauerhaft ungünstig). Der Schrittmacher stimuliert die Kammer bei höherfrequentem Vorhofrhythmus dann mit der programmierten Basisfrequenz in einem nicht AV-sequenziellen VVI-ähnlichen Modus.

1.6   Reizschwelle

Als **Reizschwelle (Stimulation, Pacing)** bezeichnet man den kleinsten elektrischen Stimulus, der das Herz noch depolarisieren kann. Dieser Stimulus wird üblicherweise durch die Impulsspannung [Volt] und die Impulsdauer [ms] charakterisiert. Nach einer

Schrittmachersondenimplantation ist die Reizschwelle meist anfangs noch etwas schlechter (höher), da Fibrosierungsprozesse einsetzen. Nach 3–6 Monaten ist eine stabile Reizschwelle erreicht, man spricht dann von einer chronischen Reizschwelle.

Um eine ausreichende Stimulationssicherheit zu gewährleisten, sollte der Wert der gemessenen Reizschwelle zumindest verdoppelt werden (also mit dem doppelten Wert der aktuellen Reizschwelle stimuliert werden). Nach einer Sondenneuimplantation sollte sogar eine noch höhere Sicherheit programmiert werden, um ein ausreichendes Polster für einen zu erwartenden Reizschwellenanstieg vorzuhalten. Auch sollte bei komplett schrittmacherabhängigen Patienten dauerhaft eine erhöhte Stimulationssicherheit eingestellt bleiben.

Als **Rheobase** bezeichnet man die kleinste Reizspannung, welche bei unendlicher Impulsdauer noch depolarisierend wirkt. Vom energetischen Gesichtspunkt aus sollte die optimale Stimulationskonfiguration (bestehend aus Reizspannung und Impulsdauer) nahe der **Chronaxie** – der doppelten Rheobase-Reizspannung – eingestellt werden. Dieser Bereich gilt als besonders energiesparsam. Die für eine Depolarisation notwendige Impulsdauer liegt in

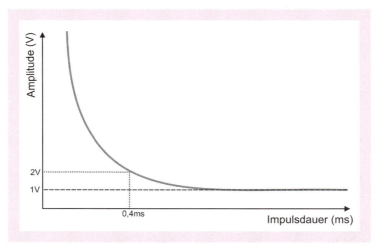

Abb. 1.2: Darstellung von Rheobase (gestrichelte Linie) und Chronaxie (gepunktete Linien).

diesem Bereich zwischen 0,2 und 0,6 ms, gute Reizschwellenamplituden zwischen 0,25 V und 1,0 V. Bei etwas mehr als der doppelten Sicherheit ergibt sich dann meist eine einzustellende Reizspannung von 2,0 – 2,5 V. Zu beachten ist, dass herstellerabhängig ein unterschiedlicher Spannungsverdoppler im Schaltkreis implementiert sein kann, der die Aggregatlaufzeit verkürzt, wenn eine bestimmte Ausgangsamplitude (Reizspannung) überschritten wird. Aus diesem Grund empfiehlt es sich, die firmenspezifischen Angaben zu berücksichtigen (☞ Kapitel 4).

Bei der **manuellen oder halbautomatisierten Reizschwellenmessung** wird die angelegte Spannung bei vorgegebener Impulsdauer (normalerweise zwischen 0,4 und 0,6 ms) bei jedem Impuls um einen bestimmten Wert (beispielsweise um jeweils 0,1 V) verringert. Der letzte noch depolarisierende Impuls (erkennbar an der induzierten P-Welle oder einem induzierten QRS-Komplex) ist die gemessene Reizschwelle. Lässt man bei dieser Messung ausgehend von niedrigen Impulsen die Spannung ansteigen, so ist eine etwas höhere Reizschwelle zu ermitteln. Dieses Phänomen bezeichnet man als Wedensky-Effekt.

Zur Beurteilung der ventrikulären Reizschwelle wird der Schrittmacher üblicherweise in den VVI-Modus versetzt. Hierbei muss die Schrittmacherfrequenz höher liegen als die Eigenfrequenz des Patienten. Testet man die Ventrikelreizschwelle im DDD-Modus, muss das programmierte AV-Intervall kürzer sein als die spontane AV-Überleitung des Patienten, um eine Kammerstimulation zu erhalten.

Bei der Beurteilung der atrialen Reizschwelle muss bei einem Zweikammersystem im DDD-Modus das AV-Intervall so weit verlängert werden, dass sich die Vorhofaktion gut von dem folgenden Kammerkomplex abgrenzen lässt. Bei einer guten physiologischen AV-Leitung kann der Reizschwellentest im AAI-Modus erfolgen. Hierbei zeigt ein durch eine suffiziente Vorhofstimulation ausgelöster Kammerkomplex sehr präzise an, wann der atriale Stimulus nicht mehr vorliegt (bei ineffektivem atrialem Stimulus kommt es zu einem Wegfall der Ventrikelaktion). Demgegenüber ist die zumeist niedrigamplitudige Vorhofaktion oft schwierig zu beurteilen.

Moderne Schrittmacheraggregate bieten neben den oben genannten manuellen oder semiautomatisierten Reizschwellentests auch eine **vollautomatische Reizschwellenmessung** (Autocapture/Automatic Capture/ACC; Active Capture Control/ACC, Capture Management/CM). Der Schrittmacher kontrolliert selbstständig repetitiv oder permanent die Stimulationsreizschwelle und variiert die Stimulationsenergie dementsprechend. Diese vom Untersucher unabhängige Reizschwellenkontrolle soll eine verbesserte Patientensicherheit bei außergewöhnlichen Reizschwellenanstiegen (z. B. bei Stoffwechselentgleisungen) und eine verlängerte Laufzeit des Aggregates bewirken.

1.7   Empfindlichkeit

Die **Empfindlichkeit (Wahrnehmung, Sensing)** einer Schrittmachersonde beinhaltet die Fähigkeit, kardiogene Signale wahrzunehmen, welche durch die Sonde übermittelt werden.

Diverse Kriterien dienen dem Schrittmacher dazu, die eingehenden Signale korrekt wahrzunehmen (Frequenzspektrum, Anstiegssteilheit, Signalamplitude).

Von diesen ist das Kriterium der **Signalamplitude** als einziger Parameter vom Untersucher programmierbar. Durch Erhöhen der eingestellten Wahrnehmungssignalamplitude wird die Empfindlichkeit verringert (und umgekehrt). Die physiologischen Herzsignale werden erst dann wahrgenommen, wenn sie den vorgegebenen Wert überschreiten. Die Signalamplitude wird als Spannung [mV] angegeben.

Als **Undersensing** bezeichnet man eine fehlende Wahrnehmung von P- oder R-Wellen, da die Wahrnehmungsempfindlichkeit zu unsensibel angesetzt wurde. Es resultiert eine starrfrequente SM-Stimulation. **Oversensing** bezeichnet eine fehlerhafte Wahrnehmung externer Störeinflüsse (Muskelsignale, T-Welle, Farfield-Sensing) bei sehr empfindlich eingestellten Sonden. Dies hat Stimulationsausfälle in derselben Kammer zur Folge.

Zur Beurteilung der Wahrnehmung muss die Eigenfrequenz des Patienten höher liegen als die Schrittmacherfrequenz, und bei einem Zweikammersystem muss die spontane AV-Überleitung des Patienten kürzer sein als das programmierte AV-Intervall. Die Herzfrequenz lässt sich gelegentlich durch eine kurzzeitige körperliche Aktivität (beispielsweise mehrmaliges Aufrichten und Hinlegen) anheben, wenn anfangs keine ausreichende Eigenaktion vorliegt. Liegt die physiologische Herzfrequenz auch nach Provokationsmanövern unterhalb der niedrigsten einstellbaren Schrittmachertestfrequenz (zumeist zwischen 30 und 40/min), kann kein Wahrnehmungstest durchgeführt werden. Man spricht dann von absoluter Schrittmacherpflichtigkeit.

Üblicherweise wird die ventrikuläre Wahrnehmungsschwelle im VVI-Modus geprüft, während die Wahrnehmung der Vorhofsonde bei Zweikammerschrittmachern im DDD-Modus mit einem kurzen AV-Intervall getestet wird. Alternativ kann die Vorhoftestung auch im AAI-Modus erfolgen, wenn keine höhergradigen AV-Blockierungen vorliegen.

Bei der **manuellen oder halbautomatischen Sensingmessung** wird die eingestellte Wahrnehmungsempfindlichkeit der zu testenden Schrittmacherelektrode nach und nach reduziert. Praktisch geschieht dies, indem die Schwelle erhöht wird, die ein wahrzunehmendes Signal überschreiten muss, um erkannt zu werden. Eine physiologische Herzaktion kann also nur dann wahrgenommen werden, wenn deren Signal (P-Welle, R-Welle, Extrasystolen) diese Sollvorgabe übersteigt. Ist dies nicht mehr der Fall, so tritt eine inadäquate Schrittmacherstimulation (atrial oder ventrikulär) durch die nun zu unempfindliche Sonde ein. Die Wahrnehmungsschwelle ist der höchste Wert (Amplitude in mV), bei dem das physiologische Signal gerade noch dauerhaft korrekt erkannt wird.

Wie bei der Reizschwellenbestimmung kann bei einigen Schrittmacheraggregaten auch ein **vollautomatischer Wahrnehmungstest** durchgeführt werden. Die meisten aktuellen Aggregate bieten beispielsweise eine automatische Ausmessung und Anzeige der Höhe jeder einzelnen P- oder R-Welle (automatischer Amplitudentest) an. Dieses Verfahren ist heute eine Standardmethode beim Test der Wahrnehmung, da es sich um eine einfach durchzuführende und zeitsparende Prozedur handelt. Zusätzliche Algorithmen (Autosensing, Autosensitivity, Sensing Assurance) zur permanenten Überprüfung und vollautomatischen Regelung der Wahrnehmungsempfindlichkeit werden in der Praxis selten genutzt.

Bei der Programmierung der **Wahrnehmungsempfindlichkeit** sollte – wie bei der Reizschwelle – das Prinzip der doppelten Sicherheit Anwendung finden. Die eingestellte Empfindlichkeit beträgt demnach üblicherweise 30 – 50% der gemessenen P- oder R-Wellenwahrnehmungsschwelle.

Bei **unipolaren Schrittmachersonden** sollte die Empfindlichkeit im Ventrikel jedoch nicht kleiner als (4 bis) 5 mV eingestellt werden, um die Störanfälligkeit dieser Sonden insbesondere durch Muskelinhibition zu verringern. Chronische Empfindlichkeitsschwellen der R-Welle liegen zumeist über 8 mV, sodass eine ausreichende Wahrnehmungssicherheit gewährleistet ist. Ein Undersensing von ventrikulären Extrasystolen sollte mittels Langzeit-EKG-Kontrollen ausgeschlossen werden.

Im Atrium sollte die Empfindlichkeit bei unipolaren Sonden nicht kleiner als 1,0 mV eingestellt werden, da sonst bei dieser Sondenkonfiguration eine hohe Wahrscheinlichkeit für Muskelfehlwahrnehmungen besteht. Hier sollte eine regelrechte und kontinuierliche Wahrnehmung auch unter Belastung und unter Provokationsmanövern (Ziehen und Aneinanderpressen beider Hände etc.) überprüft werden.

Eine **bipolare Empfindlichkeitskonfiguration** ist gegenüber der unipolaren deutlich vorteilhafter, da sie weniger störanfällig ist (Muskelinhibition, Farfield-Sensing). Diese Sonden können daher empfindlicher eingestellt werden.

Insbesondere bei DDD-Schrittmachern wird die atriale Empfindlichkeit üblicherweise auf Werte zwischen 0,5 und 0,75 mV eingestellt, um paroxysmales Vorhofflimmern gut zu erkennen und ein Mode-Switch-Verhalten zu begünstigen. Wird die Vorhofempfindlichkeit auf Werte um 0,25 mV eingestellt (was bei niedrigamplitudigem Vorhofflimmern wünschenswert sein kann), besteht die Möglichkeit, dass auch bei bipolaren Sonden eine ungewollte Muskelsignalwahrnehmung auftreten kann. Auch bei VDD-Sonden wird eine empfindliche Wahrnehmung des Vorhofsignals empfohlen. Bei einer AAI-Stimulation stellen die Autoren jedoch auch bei

1

einer bipolaren Sondenkonfiguration die Empfindlichkeit normalerweise nicht unter 1 mV ein, da hier die Gefahr des Farfield-Sensing mit entsprechenden Pausen relevant ist. Eine ventrikuläre Stimulation kann bei diesem Schrittmachermodus nicht schützend
eingreifen (Ausnahmen: AAI-Safe-R, AAI-DDD).

Die bipolare ventrikuläre Empfindlichkeit wird generell nach dem
Prinzip der doppelten Sicherheit programmiert. Die Autoren stellen diesen Wert normalerweise nicht unempfindlicher (größer) als
3 mV ein.

1.8   Holterfunktionen

Fast alle Schrittmacher verfügen über die Möglichkeit, Daten und
Ereignisse in einem Speicher (**Holter**) abzulegen. Dies sind zum
einen statistische Angaben wie der prozentuale Anteil des intrinsischen Rhythmus und des zu stimulierenden Rhythmus, der Anteil
der sensorinduzierten Stimulation, das Herzfrequenzprofil etc.
Zum anderen werden aber auch ereignisorientierte Daten erfasst,
das heißt das Auftreten von Vorhofflimmern (häufig auch als **AF-
Burden** bezeichnet) oder ventrikulärer Arrhythmien, die Häufigkeit von AV-Blockierungen, das Auftreten von Schrittmachertа-
chykardien, etwaige Impedanzveränderungen etc. Hersteller- und
aggregatspezifisch können verschiedene Kriterien und Auswahl-
parameter programmiert werden. Es besteht außerdem die Möglichkeit, ereignisspezifisch die Speicherung von intrakardialen
EKGs zu aktivieren. Auf einige dieser herstellerspezifischen Funktionen wird im Kapitel 4 eingegangen.

2

Herzschrittmachertherapie bei speziellen Erkrankungen

O. Groll und S. Volz

Die wesentlichen Indikationen zur Implantation eines Herzschrittmachers stellen entweder die symptomatische Bradykardie mit ihren diversen klinischen Erscheinungsbildern oder Krankheitsbilder dar, bei denen die Implantation eines Herzschrittmachers einen klaren prognostischen Vorteil bietet. Grundvoraussetzung ist, dass die Symptomatik des Patienten in einem kausalen Zusammenhang mit der dokumentierten oder vermuteten Herzrhythmusstörung steht und dass es sich hierbei nicht um einen vorübergehenden Zustand handelt (z. B. verzichtbare bradykardisierende Medikation). Wichtig ist eine sorgfältige Analyse der zugrunde liegenden Herzrhythmusstörung und der Grunderkrankung, denn nur so sind eine adäquate Systemwahl und eine individuelle Herzschrittmacherprogrammierung zur optimalen Therapie des Patienten möglich. Als Folge der Schrittmachertherapie sollten physiologische Herzreizleitungsverhältnisse so weit möglich nachgestellt werden. Hierzu gehört insbesondere auch die Einbeziehung des Vorhofes in Wahrnehmung und Erregungsbildung. Eine unnötige Stimulation des rechten Ventrikels sollte vermieden werden.

2.1   AV-Blockierungen

Entscheidend bei der Herzschrittmachertherapie der atrioventrikulären Blockierungen sind Symptomatik und Prognose. Dabei ist zu berücksichtigen, dass erworbene AV-Blockierungen meist eine schlechtere Prognose als angeborene AV-Blockierungen aufweisen. Einen wichtigen Marker zur Prognoseabwägung stellt die Lokalisation der AV-Überleitungsschädigung dar, also inwieweit die Blockierung intra- oder infrahissär liegt. Diagnostisch besteht hier die Möglichkeit der Ableitung eines His-Bündel-EKGs. Einfacher ist die Beurteilung anhand der QRS-Breite im Oberflächen-EKG.

Keine Indikation zur Schrittmacherimplantation besteht in der Regel beim **AV-Block Grad I**. In Einzelfällen können Patienten mit einer sehr langen AV-Zeit (> 300 ms), die unter einer linksventrikulären Dysfunktion und einer resultierenden symptomatischen Herzinsuffizienz leiden, von einer AV-Resynchronisation durch einen Zweikammerschrittmacher profitieren. Einzelne Überleitungsverzögerungen in der Nacht oder bei gleichzeitiger Zunahme der Sinuszykluslänge sind in der Regel durch einen erhöhten Vagotonus bedingt und bedürfen keiner Therapie.

Ein symptomatischer AV-Block Grad II oder III stellt ungeachtet der Lokalisation und des Schweregrades immer eine Indikation zur Schrittmacherimplantation dar.

Der **AV-Block Grad II Typ I (Wenckebach)** ist meist asymptomatisch und weist eine eher günstige Prognose auf, da die Blockierung in der Regel suprahissär lokalisiert ist. Bei tagsüber selten auftretenden Blockierungen besteht in der Regel keine Indikation zur Herzschrittmachertherapie. Das Auftreten von häufigen Blockierungen wird kontroverser diskutiert, die DGK stuft dies als mögliche Indikation zur Schrittmacherimplantation ein. Im seltenen Fall eines klinisch symptomatischen AV-Blocks Grad II vom Typ Wenckebach besteht eine klare Schrittmacherindikation.

Der **AV-Block Grad II Typ II (Mobitz)** ist Ausdruck einer bedeutenden Schädigung des Herzreizleitungssystems. Daher ist er prognostisch ungünstiger anzusehen und stellt auch beim asymptomatischen Patienten eine relative Indikation zur Implantation eines Schrittmachers dar, wenn die Blockierung unter Belastung persistiert oder zusätzlich eine eingeschränkte linksventrikuläre Funktion besteht. Beim Auftreten von breiten QRS-Komplexen ist von einer Schädigung innerhalb oder unterhalb des His-Bündels auszugehen und damit besteht eine prognostische Indikation zur Herzschrittmachertherapie.

Der **erworbene AV-Block Grad III** ist prognostisch am ungünstigsten, hier muss mit schwerwiegenden Komplikationen wie Adams-Stokes-Anfällen bis hin zu Todesfällen gerechnet werden. Daher sollten auch asymptomatische Patienten mit einem permanenten AV-Block Grad III in der Regel der Schrittmachertherapie zugeführt werden. Lediglich bei Patienten mit einem ausreichenden Ersatzrhythmus und einem adäquaten Frequenzanstieg unter Belastung kann eine abwartende Haltung unter engmaschigen Kontrollen gerechtfertigt werden. Dies gilt insbesondere dann, wenn eine Reversibilität der AV-Blockierung angesichts des zu erwartenden Erkrankungsverlaufes (z. B. im Rahmen einer akuten Myokarditis) möglich ist.

2

Bei einem asymptomatischen **intermittierenden AV-Block Grad III** sollte bei häufigem Auftreten mit breitkomplexigem Ersatzrhythmus ebenfalls eine Schrittmachertherapie erfolgen. Lediglich bei einem schnellen (> 40/min) Ersatzrhythmus mit schmalen QRS-Komplexen kann eine abwartende Haltung gerechtfertigt sein.

Bei einem **angeborenen AV-Block Grad III** wird eine prophylaktische Schrittmacherimplantation empfohlen, in Einzelfällen kann eine abwartende Haltung gerechtfertigt werden. Voraussetzung hierzu sind allerdings regelmäßige Nachkontrollen, um frühzeitig neu auftretende Symptome oder zusätzliche Risiken zu erkennen. Derzeit existiert keine einheitliche Risikostratifizierung bei diesen Patienten. Kritische Faktoren sind gehäufte ventrikuläre Ektopien, chronotrope Inkompetenz, eine mittlere Herzfrequenz < 50/min, nächtliche Asystolien, ein Ersatzrhythmus mit breiten QRS-Komplexen, ein verlängertes QT-Intervall oder strukturelle Herzveränderungen wie ein assoziierter Herzfehler, Kardiomegalie, vergrößerte Vorhöfe und eine eingeschränkte linksventrikuläre Funktion.

Bei einem höhergradigen AV-Block ist der **Zweikammerschrittmacher (DDD)** das Mittel der Wahl. Die AV-sequenzielle Stimulation verbessert die Hämodynamik und damit die Symptomatik. Bei isolierten AV-Überleitungsstörungen kann das **VDD-System** eine Alternative darstellen. Problematisch ist dieses System dann, wenn in der Folge ein Sinusknotensyndrom hinzukommt, da eine Vorhofstimulation nicht möglich ist. Somit würde das System dann ähnlich einem VVI-Schrittmacher ohne AV-sequenzielle Stimulation mit den hieraus resultierenden Nachteilen arbeiten.

Ein Einkammersystem (VVI) ist bei AV-Blockierungen (ohne Vorliegen von permanentem Vorhofflimmern) kontraindiziert (SM-Syndrom, fehlende AV-sequenzielle Überleitung).

Liegen nur seltene Episoden mit intermittierendem höhergradigem AV-Block vor, können je nach Schrittmacheraggregat verschiedene Spezialalgorithmen (beispielsweise **AAI-Safe R-Modus, AV-Hysterese** etc.) programmiert werden, um eine unnötige ventrikuläre Stimulation zu vermeiden. Im Einzelfall kann bei seltenen AV-Blockierungen der Einsatz eines Einkammersystems (VVI) als reines

Backup-System zum Synkopenschutz mit niedriger Interventionsfrequenz (< 45/min) erwogen werden.

2.2   Sinusknotensyndrom

2

Unter dem Oberbegriff **Sinusknotensyndrom (Sick-Sinus-Syn-
drom, SSS, Sinusknotendysfunktion)** werden unterschiedliche
Rhythmusstörungen wie die **Sinusbradykardie,** der **Sinuatriale
Block,** der **Sinus-Arrest,** das **Bradykardie-Tachykardie-Syndrom**
zusammengefasst. Häufig tritt im Rahmen dieses Krankheitskom-
plexes auch eine **chronotrope Inkompetenz** (mangelnder oder un-
genügender Frequenzanstieg unter Belastung) auf.

Prognostisch ist dieser Komplex von Rhythmusstörungen als relativ gutartig anzusehen. Die Mortalität durch Arrhythmien ist statis-
tisch betrachtet nicht relevant erhöht, sodass im Wesentlichen eine
symptomatische Schrittmacherindikation vorliegt. Daher besteht
bei asymptomatischen Patienten oft keine Indikation zur Schrittmachertherapie. Bei Patienten mit eingeschränkter linksventriku-
lärer Funktion kann bei häufigem Auftreten von ausgeprägten Bradykardien (< 40/min) oder Asystolien > 3 Sekunden die Versorgung mit einem Herzschrittmacher prognostische Vorteile bieten.

Bei symptomatischen Patienten sollte zur Indikationsstellung einer
Herzschrittmacherimplantation ein eindeutiger Zusammenhang
zwischen Symptomatik und kardialer Arrhythmie hergestellt werden können. Kann der Zusammenhang nur vermutet werden, so
liegt eine relative Schrittmacherindikation vor.

Beim Sonderfall des **Bradykardie-Tachykardie-Syndroms** ent-
steht die Schrittmacherindikation häufig als Folge einer notwen-
digen frequenz- oder rhythmuskontrollierenden Therapie mit dem
Auftreten behandlungsbedürftiger Bradykardien.

Die Symptomatik einer **chronotropen Inkompetenz** kann durch
eine **frequenzadaptierte Stimulation** gut behandelt werden. Die
meisten modernen Schrittmacheraggregate sind mit unterschiedlichen Sensoren ausgestattet, die nach verschiedenen Kriterien und
Algorithmen (z. B. Atemminutenvolumen, Muskelaktivität des Pec-
toralis etc.) einen Leistungsanstieg detektieren und mit einer Fre-

quenzsteigerung reagieren (R-Funktion). Die adäquate Therapie der chronotropen Inkompetenz besteht also in der Verwendung dieser frequenzvariablen Systeme **(AAIR, DDDR, DDIR).** Wichtig ist hier eine individuelle Analyse des Frequenzanstiegs unter Belastung (Ergometrie), der maximalen Leistungsfähigkeit und der subjektiven Symptomatik des Patienten. Eine Verbesserung der Leistungsfähigkeit durch frequenzadaptive Stimulation ist in der Regel vor allem dann zu erwarten, wenn die Herzfrequenz bei symptomlimitierter Belastung 100 – 110/min nicht überschreitet oder wenn die Frequenz an der Dauerleistungsgrenze (anaerobe Schwelle mit ca. 40 – 50% der Spitzenbelastung) unter 90/min liegt. Kritische Größen sind die Wahl der oberen Stimulationsfrequenz und die Länge des AV-Intervalls (ggf. dynamische AV-Intervall-Verkürzung bei Belastung).

Eine hämodynamisch optimale Versorgung der **Sinusknotenerkrankung** kann nur durch vorhofbeteiligende Stimulationsformen **[AAI(R), DDD(R)]** erreicht werden. Denn durch eine alleinige Kammerstimulation (VVI, VVIR) kann zwar eine ventrikuläre Bradykardie beseitigt werden, hierbei tritt allerdings gehäuft der Symptomkomplex eines Schrittmachersyndroms (Auftreten von Kollapszuständen, Synkopen, Palpitationen, Dyspnoe infolge unphysiologischer Erregungsbildung beispielsweise infolge einer retrograden Erregungsausbreitung) auf. Auch kann eine nicht-AV-sequenzielle Kammerstimulation das Auftreten von Vorhofflimmern begünstigen.

Die alleinige **atriale Stimulation** [AAI(R), ggf. Einkammeraggregat] ist unter bestimmten Umständen bei erhaltener AV-Überleitung möglich. Voraussetzung ist eine sorgfältige Patientenselektion, damit die Inzidenz therapiebedürftiger AV-Blockierungen gering gehalten werden kann:

- Wenckebach-Punkt > 120/min (Wenckenbach-Blockierung bei AAI-Stimulation),
- kein Vorliegen bekannter AV-Blockierungen (auch AV-Block Grad I),
- kein bifaszikulärer Schenkelblock,
- keine extrinsische Sinusknotenfunktionsstörung (z. B. Karotissinus-Syndrom oder vasovagales Syndrom),
- kein gehäuftes Auftreten von paroxysmalem Vorhofflimmern,

- keine Behandlungsnotwendigkeit mit AV-überleitungsverzögernden Medikamenten.

Bei gestörter oder unsicherer AV-Überleitung oder bei Einnahme von AV-leitungsverzögernden Medikamenten stellt der Zweikammerschrittmacher [DDD(R)] die Methode der Wahl dar. Zu bevorzugen sind hierbei Systeme, die durch spezielle Algorithmen eine überwiegende Vorhofstimulation begünstigen (**lange AV-Zeit, AV-Hysterese, AAI-Safe-R** im Sinne eines bedarfsbezogenen AAI/DDD-Moduswechsels etc.).

Die VVI(R)/VDD(R)-Stimulation ist aus oben genannten Gründen bei der Sinusknotenerkrankung ungeeignet. Lediglich bei seltenen Pausen und in besonderen klinischen Situationen kann eine **VVI**-Stimulation mit niedriger Interventionsfrequenz (< 45/min, Backup-System) erwogen werden.

2.3   Permanentes Vorhofflimmern

Bei Patienten mit **permanentem Vorhofflimmern** besteht die Indikation zur Schrittmachertherapie insbesondere dann, wenn Symptome infolge zerebraler Minderdurchblutung (bis hin zur Synkope) oder ungünstiger hämodynamischer Auswirkungen als Folge einer Bradyarrhythmie vorliegen. Ist der Zusammenhang zur Symptomatik nicht sicher nachweisbar, aber wahrscheinlich, besteht eine mögliche Indikation.

Auch bei asymptomatischen Patienten kann aus prognostischen Gründen eine Schrittmacherimplantation sinnvoll und notwendig sein. Dies betrifft Patienten, bei denen eine AV-Knoten-Ablation zur Therapie therapierefraktären tachykarden Vorhofflimmerns durchgeführt werden soll. Patienten mit langsamer (< 40/min) regelmäßiger Kammerfrequenz und breiten QRS-Komplexen profitieren ebenfalls von einer Schrittmachertherapie, denn eine regelmäßige langsame Kammerfrequenz mit Frequenzschwankungen < 10% ist als Ausdruck einer kompletten AV-Blockierung zu werten, ein verbreiterter QRS-Komplex weist auf die infrahissäre Lokalisation hin. Bei Patienten mit langsamer (< 40/min) unregelmäßiger Kammeraktion oder langen Pausen (> 3 Sekunden tagsüber oder 4 Sekunden nachts) und breiten QRS-Komplexen ist die Versorgung mit einem Herzschrittmacher in der Regel sinnvoll. In Einzelfällen profitieren auch asymptomatische, herzkranke Patienten mit einer eingeschränkten linksventrikulären Funktion bei langsamen Kammerfrequenzen und schmalen QRS-Komplexen von einer Schrittmachertherapie.

Bei permanentem Vorhofflimmern mit ventrikulärer Bradyarrhythmie ist die Versorgung mit einem **VVI**-Schrittmacher indiziert, da eine Vorhofstimulation keine sinnvolle Maßnahme (bei andauend erregtem Vorhofmyokard) darstellt. Bei chronotroper Insuffizienz sollte ein frequenzvariables System (**VVIR**) gewählt werden.

2.4   Paroxysmales Vorhofflimmern

Die Indikation zur Herzschrittmachertherapie bei **paroxysmalem Vorhofflimmern** ergibt sich meist in den Fällen, in denen diese Rhythmusstörung mit einem symptomatischen Sinusknotensyndrom verbunden ist. Teilweise treten Pausen im Zusammenhang mit dieser Erkrankung als Folge eines Rhythmuswechsels bei pathologisch erhöhter Sinusknotenerholungszeit auf (**präautomatische Pausen**). Auch Sinusbradykardien oder AV-Blockierungen können durch eine erforderliche antiarrhythmische Therapie demaskiert oder verstärkt werden. Da diese Medikamente meist erforderlich sind, entschließt man sich bei der Schrittmachersystemwahl in der Regel zu einem Zweikammersystem (**DDD**). Zu beachten ist, dass eine Triggerung der Ventrikelsonde durch die tachykarden Vorhofsignale verhindert werden soll. Daher muss der Schrittmacher in der Lage sein, beim Auftreten von Vorhofflimmern dieses sicher zu detektieren (dies erfordert oft eine sehr sensible Empfindlichkeitseinstellung an der Vorhofsonde, um niedrigamplitudige Vorhofflimmererregungen zu detektieren) und eine schnelle Überleitung der Vorhofimpulse an den Ventrikel durch einen Moduswechsel (beispielsweise DDD → DDIR) zu verhindern. Dazu haben die verschiedenen Hersteller diverse Algorithmen entwickelt, die in der Regel eine schnelle und sichere Identifikation der Vorhofarrhythmie ermöglichen (**Mode Switch, Automatic Mode Switch = AMS, Atriale Tachykardie-Reaktion = ATR, Fallback Mode Switching = FMS, Mode Umschaltung = Dual Demand Mode**). Wichtig ist es, in der Nachkontrolle zu überprüfen, inwieweit sich hinter den Mode-Switch-Ereignissen wirkliche, zuverlässig erkannte Vorhofarrhythmien oder etwaige Fehlerkennungen (z. B. Farfield-Sensing, Muskelpotenziale etc.) verbergen. Alternativ kann bei schwierigen Verhältnissen auch eine dauerhafte Programmierung in den **DDI-Modus,** insbesondere bei eigener Überleitung (keine höhergradigen AV-Blockierungen) unter Sinusrhythmus und inadäquater Arrhythmiedetektion durch das Schrittmacheraggregat (beispielsweise häufiges Undersensing sehr niedrigamplitudiger Vorhofsignale während Vorhofflimmer-episoden) sinnvoll sein.

Durch die genaue Aufzeichnung der einzelnen Episoden im Speicher des Schrittmacheraggregates kann die Vorhofflimmerhäufigkeit auch bei asymptomatischen Patienten eingeschätzt werden (auch: **AF-Burden**).

Des Weiteren verfügen einige Schrittmacheraggregate über diverse Algorithmen, über die das Auftreten von paroxysmalem Vorhofflimmern verhindert oder terminiert werden soll, zum Beispiel durch Überstimulation, durch Vermeiden von Vorhofeigenaktionen, Verhindern postextrasystolischer Pausen etc. (☞ Kapitel 4). Die klinische Relevanz und Wirksamkeit dieser Algorithmen ist aktuell Gegenstand von Studien.

Zuletzt sei erwähnt, dass eine nicht-AV-synchrone ventrikuläre Stimulation das Auftreten von Vorhofflimmern begünstigen kann. Demgegenüber ist durch einen vorhofbeteiligten Stimulationsmodus das Auftreten von Vorhofflimmern seltener. Des Weiteren ist zwar die AV-Synchronität für das Auftreten von Vorhofflimmern bedeutsam, zusätzlich erweisen sich aber auch die desynchronisierenden Effekte einer rechtsventrikulären Kammerstimulation als nachteilig für die klinische Situation (inter- und intraventrikuläre Dyssynchronie, Schrittmachersyndrom, Mortalität). Daher gilt es grundsätzlich, eine unnötige rechtsventrikuläre Stimulation zu vermeiden.

2

2.5   Karotissinus-Syndrom

Typisch für das sogenannte Karotissinus-Syndrom sind Synkopen, die durch eine mechanische Reizung (im klinischen Test: 5 – 10 Sekunden andauernde Karotissinusmassage liegend und in aufrechter Position; cave: Karotissklerose) eines hypersensitiven Karotissinus und damit einer Vagusaktivierung zurückgeführt werden können (positiver Test bei reproduzierbarer Klinik verbunden mit Asystolie > 3 Sekunden und Blutdruckabfall ≥ 50 mmHg).

Verschiedene Komponenten werden unterschieden:
- der **kardioinhibitorische Typ** mit passagerer Asystolie durch einen Sinusknotenstillstand und/oder AV-Block Grad III,
- der **vasodepressorische Typ** mit symptomatischem Blutdruckabfall ohne vorherige Asystolie oder Frequenzverlangsamung.

Wirkungsvoll ist die Herzschrittmachertherapie bei dem Karotissinus-Syndrom, bei dem die kardioinhibitorische Komponente überwiegt. Voraussetzung für eine Schrittmacherversorgung ist der nachgewiesene Zusammenhang zwischen klinischer Symptomatik und spezifischen Auslösemechanismen, also Synkopen, die durch spontane mechanische Reizungen wie das Schließen eines engen Kragens, das Überstrecken des Halses oder einer Drehung des Kopfes auslösbar sind.

Bei Patienten, bei denen ein Zusammenhang zwischen spontanem Auslösemechanismus und Synkope nicht herzustellen ist, ist die Expertenmeinung uneinheitlich. Durch andere Ursachen nicht erklärbare Synkopen bei hypersensitivem Karotissinusreflex können bei einigen Patienten durch Implantation eines Herzschrittmachers erfolgreich behandelt werden. Allerdings sind viele Patienten mit einem hypersensitiven Karotissinus Zeit ihres Lebens völlig asymptomatisch. Auch konnten nach erstmaliger Synkope hohe Raten an Spontanremissionen gezeigt werden.

Ein Nutzen der Herzschrittmachertherapie beim Karotissinus-Syndrom vom überwiegend vasodepressorischen Typ ist nicht nachgewiesen.

2.6   Vasovagale Synkopen

Das vasovagale Syndrom fasst komplexe Krankheitsbilder zusammen, deren gemeinsames Merkmal eine Fehlregulation neurovegetativer Kreislauffunktionen darstellt. Aufgrund der Kipptischbefunde kann hier vereinfacht zwischen überwiegend **vasodepressorischen Formen** mit Blutdruckabfall und überwiegend **kardioinhibitorischen Formen** mit deutlicher Bradykardie und/oder Asystolie unterschieden werden.

Beim hochsymptomatischen kardioinhibitorischen Typ kann die Implantation eines Zweikammerschrittmachers sinnvoll sein, wenn durch andere Maßnahmen (medikamentös, Stehtraining etc.) das Krankheitsbild nicht hinreichend behandelt werden kann.

Als System sollte ein Zweikammerschrittmacher **(DDD)** gewählt werden. Sinnvoll ist ein Aggregat mit Hysteresefunktion und spezieller Frequenzanstiegsmöglichkeit während der Kardioinhibition. In Einzelfällen kann bei seltener Symptomatik ein ventrikulärer Einkammerschrittmacher (VVI-System mit Hysterese) akzeptabel sein. Voraussetzung ist, dass eine retrograde Leitung während der Kardioinhibition ausgeschlossen werden kann. Ein atrialer Einkammerschrittmacher (AAI) ist aufgrund des häufigen Auftretens von AV-Blockierungen im Rahmen der Kardioinhibition nicht Mittel der Wahl.

2.7   Hypertrophe Kardiomyopathie

Die **hypertrophisch obstruktive Kardiomyopathie (HOCM)** kann heute durch invasive Verfahren, die perkutane transluminale septale Myokard-Ablation und die transaortale subvalvuläre Myektomie, mit guter Erfolgsquote behandelt werden. Für die Schrittmachertherapie (reduzierter Druckgradient am LV-Ausflusstrakt durch desynchronisierte Schrittmacherkammeraktion) konnten in randomisierten Studien keine überzeugenden Daten gewonnen werden, weshalb diese allenfalls noch ein Alternativverfahren darstellt.

2

Tab. 2.1: Schrittmacherindikationen mit Evidenzgrad I und IIa bei verschiedenen Erkrankungen (nach Lemke et al. Leitlinien zur Herzschrittmachertherapie. Z Kardiol 2005; 94: 704–720)	
Diagnose	**Evidenz**
Erworbene AV-Blockierungen	
Symptomatischer AV-Block Grad II oder III, permanent oder intermittierend, ungeachtet der anatomischen Lokalisation, spontan oder infolge einer notwendigen Medikation	Klasse I
Asymptomatischer permanenter AV-Block Grad III	Klasse I
Asymptomatischer häufiger intermittierender AV-Block Grad III, Grad II Typ Mobitz (II), 2 : 1-Blockierungen oder höhergradige Blockierungen mit breitem QRS-Komplex	Klasse I
AV-Block Grad III im Zusammenhang mit einer AV-Knotenablation (His-Bündel-Ablation)	Klasse I
Asymptomatischer intermittierender AV-Block Grad III außerhalb von Schlafphasen oder mit eingeschränkter LV-Funktion	Klasse IIa
Asymptomatischer AV-Block Grad II mit Nachweis einer Blockierung im His-Purkinje-System	Klasse IIa
Asymptomatischer AV-Block Grad II Typ Mobitz (II), 2 : 1-Blockierung oder höhergradige Blockierung mit schmalem QRS-Komplex bei persistierender Blockierung unter Belastung, insbesondere bei reduzierter LV-Funktion	Klasse IIa
Patienten mit AV-Block Grad II (Typ Mobitz oder Wenckebach) und neuromuskulärer Erkrankung (Myotonie, Dystrophie, Kearns-Sayre-Syndrom, Schultergürtel-Dystrophie, Emery-Dreifus-Muskeldystrophie)	Klasse IIa
Kongenitale AV-Blockierungen	
Symptomatischer AV-Block Grad II oder III	Klasse I
Asymptomatischer AV-Block Grad II oder III bei Patienten mit eingeschränkter LV-Funktion oder assoziiertem Herzfehler oder Herzfrequenz < 50/min oder fehlender Frequenzanstieg unter Belastung oder Asystolien > 3 s oder Ersatzrhythmus mit verbreitertem QRS-Komplex oder gehäuften ventrikulären Ektopien oder verlängertem QT-Intervall	Klasse I
Asymptomatischer AV-Block Grad II oder III bei Patienten ohne oben genannte Kriterien	Klasse IIa
Chronische bifaszikuläre/trifaszikuläre Leitungsstörungen	
Bifaszikulärer Block mit intermittierendem totalem AV-Block	Klasse I

Tab. 2.1: *(Fortsetzung)*	
Diagnose	**Evidenz**
Bifaszikulärer Block mit häufigem AV-Block Grad II Typ Mobitz (II), 2:1-Blockierungen oder höhergradig	Klasse I
Alternierender Schenkelblock	Klasse I
Bifaszikulärer Block bei Patienten mit V. a. kardiale Synkopen nach Ausschluss anderer Ursachen	Klasse IIa
Nachweis einer deutlichen HV-Zeitverlängerung ($\geq$ 100 ms) oder infrahissären Blockierung bei asymptomatischen Patienten im Rahmen einer EPU aus anderer Indikation	Klasse IIa
Akuter Myokardinfarkt mit AV-Leitungsstörung	
AV-Block Grad II Typ Mobitz (II) oder Grad III persistiert länger als 2 Wochen nach Infarkt	Klasse I
Transienter AV-Block Grad II Typ Mobitz (II) oder Grad III mit konsekutivem persistierendem Schenkelblock	Klasse IIa
Kardiale Resynchronisationstherapie	
EF $\leq$ 35%, LVED $\geq$ 55 mm, NYHA III/VI trotz optimaler medikamentöser Therapie, Linksschenkelblock mit QRS-Breite > 150 ms und Sinusrhythmus	Klasse I
EF $\leq$ 35%, LVED $\geq$ 55 mm, NYHA III/VI trotz optimaler medikamentöser Therapie, Linksschenkelblock mit QRS-Breite 120–150 ms und Sinusrhythmus	Klasse IIa
EF $\leq$ 35%, LVED $\geq$ 55 mm, NYHA III/VI trotz optimaler medikamentöser Therapie, Linksschenkelblock mit QRS-Breite > 150 ms und Vorhofflimmern	Klasse IIa
Sinusknotensyndrom	
Sinusknotenfunktionsstörung (Sinusbradykardie < 40/min oder Pausen > 3 s oder chronotrope Inkompetenz), spontan oder infolge erforderlicher Medikation mit eindeutigem Zusammenhang zur klinischen Symptomatik	Klasse I
Sinusknotenfunktionsstörung (Sinusbradykardie < 40/min oder Pausen > 3 s), spontan oder infolge erforderlicher Medikation mit vermutetem Zusammenhang zur klinischen Symptomatik	Klasse IIa
Bradyarrhythmie bei permanentem Vorhofflimmern	
Symptomatischer Patient: Vorhofflimmern mit langsamer Kammeraktion (bspw. < 40/min) oder Pausen (bspw. > 3 s tagsüber, > 4 s nachts) oder chronotrope Inkompetenz, spontan oder infolge erforderlicher Medikation mit eindeutigem Zusammenhang zur klinischen Symptomatik	Klasse I

2

2

Tab. 2.1: *(Fortsetzung)*	
Diagnose	**Evidenz**
Symptomatischer Patient: Vorhofflimmern mit langsamer Kammeraktion (bspw. < 40/min) oder Pausen (bspw. > 3 s tagsüber, > 4 s nachts), spontan oder infolge erforderlicher Medikation mit vermutetem Zusammenhang zur klinischen Symptomatik	Klasse IIa
Im Zusammenhang mit geplanter AV-Knoten-Ablation	Klasse I
Asymptomatischer Patient: Vorhofflimmern mit langsamer regelmäßiger Kammerfrequenz und breiten QRS-Komplexen	Klasse I
Asymptomatischer Patient: Vorhofflimmern mit langsamer unregelmäßiger Kammerfrequenz (< 40/min) oder langen Pausen (> 3 s tagsüber, > 4 s nachts) und breiten QRS-Komplexen	Klasse IIa
Asymptomatischer Patient: Vorhofflimmern mit anhaltend langsamer regelmäßiger Kammerfrequenz und schmalen QRS-Komplexen insbesondere bei kardialer Grunderkrankung	Klasse IIa
Präventive Stimulation bei paroxysmalen Vorhoftachyarrhythmien	
Hochsymptomatische, medikamentös refraktäre paroxysmale Vorhoftachyarrhythmien vor geplanter AV-Knoten-Ablation	Klasse IIa
Karotissinus-Syndrom	
Rez. Synkopen mit eindeutigem Zusammenhang mit einer Karotissinusreizung und Auslösbarkeit durch Alltagsbewegungen (bspw. Kopfdrehung) mit konsekutiven Pausen > 3 s	Klasse I
Rez. unklare Synkopen ohne eindeutige Auslösbarkeit durch Alltagsbewegungen (bspw. Kopfdrehung), aber mit positivem Nachweis eines symptomatischen hypersensitiven Karotissinus-Reflexes (Asystolie > 3 s)	Klasse IIa
Vasovagale Synkope	
Rez. vasovagale Synkopen ≥ 5/Jahr oder schwere synkopenbedingte Verletzungen bei Patienten > 40 Jahren mit kardioinhibitorischen Pausen > 3 s (bspw. Kipptischdiagnostik) mit unzureichendem Ansprechen auf andere Maßnahmen	Klasse IIa

Klasse I: Evidenz und/oder allgemeine Übereinkunft, dass eine Therapieform oder eine diagnostische Maßnahme effektiv, nützlich oder heilsam ist
Klasse IIa: Evidenz/Meinungen favorisieren den Nutzen bzw. die Effektivität einer Maßnahme

Tab. 2.2: Wahl des Schrittmacheraggregates bei verschiedenen Erkrankungen (nach Lemke et al. Leitlinien zur Herzschrittmachertherapie. Z Kardiol 2005; 94: 704–720)

Diagnose	Klasse I	Klasse IIa
AV-/faszikuläre Leitungsblockierungen		
häufige AV-Überleitungsstörungen	DDD, VDD	
seltene (< 5%) AV-Überleitungsstörungen	DDD + AV-Spezialalgorithmen* VDD + AV-Spezialalgorithmen* VVI < 45/min**	
Sinusknotensyndrom		
ohne AV- und intraventrikuläre Leitunggstörung	AAI(R)	DDD(R) + AV-Spezialalgorithmen*
mit (seltenen) AV- und intraventrikulären Leitungsstörungen	DDD(R) + AV-Spezialalgorithmen*	
seltene paroxysmale Pausen (< 5%)	DDD + AV-Spezialalgorithmen* VVI < 45/min**	
Zweiknotenerkrankung	DDDR	
Bradyarrhythmie bei permanentem Vorhofflimmern	VVI(R)	
Karotissinus-Syndrom und vasovagales Syndrom	DDD + Spezialalgorithmen***	

Klasse I: Evidenz und/oder allgemeine Übereinkunft, dass eine Therapieform oder eine diagnostische Maßnahme effektiv, nützlich oder heilsam ist
Klasse IIa: Evidenz/Meinungen favorisieren den Nutzen bzw. die Effektivität einer Maßnahme
* bspw. automatischer Moduswechsel AAI/DDD, AV-Hysterese etc.
** Backup-Schrittmacher als Synkopenschutz bei seltenen asystolischen Pausen
*** bspw. spezieller Frequenzanstieg während der Kardioinhibition

Praktische Herzschritt-machernachsorge

S. Volz und O. Groll

Im folgenden Kapitel ist die pragmatische Vorgehensweise einer Schrittmachernachsorgeuntersuchung dargestellt. Bei Einkammerschrittmachergeräten fallen entsprechende Untersuchungsschritte der Zweikammerschrittmacherkontrolle – wie die Testung auf Wahrnehmung und Reizschwelle der anderen Kammer oder diverse Algorithmen wie der PTM-Schutzmechanismus oder die Mode-Switch-Funktion – weg.

3

Tab. 3.1: Zusammenfassung wichtiger Arbeitsschritte bei der Durchführung einer Herzschrittmacherkontrolle	
1. Anamnese	Schwindel, Synkopen, Leistungsfähigkeit (chronotrope Inkompetenz), Zwerchfell- oder Pektoralisstimulation etc.
2. körperliche Untersuchung	Inspektion der Schrittmachertasche, Herzinsuffizienz, Kreislaufparameter (Blutdruck) etc.
3. Batterie- und Elektrodenstatus	Batteriespannung, Batterieimpedanz, gemessene Magnetfrequenz, Elektrodenimpedanzen
4. Telemetriedaten	schnelle atriale Rhythmen, schnelle ventrikuläre Rhythmen, Mode-Switch-Episoden (AF-Burden), PMT-Episoden, Häufigkeit der atrialen und ventrikulären Stimulation, Frequenzprofil etc.
5. Wahrnehmungstest und Einstellung der Wahrnehmungsempfindlichkeit	siehe Text (inklusive Überprüfung des Eigenrhythmus)
6. Reizschwellentest und Einstellung der Stimulation	siehe Text
7. Erhebung weiterer Messwerte (individuell in Abhängigkeit vom Schrittmachersystem)	retrograde Leitungszeit, Fernfeldwahrnehmung der Vorhofsonde, Wenckebach-Punkt, T-Wellenamplitude etc.
8. Kritische Prüfung der Einstellung allgemeiner Parameter	Sondenkonfiguration, Stimulationsmodus, Basisfrequenz, ventrikuläre Grenzfrequenz, AV-Intervall, Refraktärzeiten
9. Kritische Prüfung der Einstellung spezieller Parameter	frequenzadaptierte Stimulation, maximale Synchronfrequenz, maximale Sensorfrequenz, Hysterese, PMT-Schutz, Mode Switch und ggf. individuelle Einstellung weiterer Spezialalgorithmen (Vermeidung ventrikulärer Stimulation etc.)

Tab. 3.2: Zeitintervalle der Herzschrittmachernachsorge (modifiziert nach Lemke et al. Leitlinien zur Herzschrittmachertherapie. Z Kardiol 2005; 94: 704–720)	
Erstabfrage	unmittelbar nach Schrittmacherimplantation (Aushändigung des Schrittmacherausweises)
2. Nachsorge	ca. 4 Wochen nach Implantation
3. Nachsorge	3–6 Monate nach Implantation (Optimierung der Stimulationsparameter zur Reduktion der Stimulationsenergie)
weitere Folgenachsorgen	alle 6–12 Monate
nahendes ERI-Kriterium	engere Kontrollintervalle (bspw. alle 1–3 Monate)
außerplanmäßige Kontrollen	Nach versehentlicher MRT-Untersuchung, V. a. Schrittmacherinfektion, Z. n. chirurgischen Eingriffen mit Elektrokauter

3

3.1   Anamnese und körperliche Untersuchung

Von besonderem Interesse ist, inwieweit der Patient mit der bisherigen Schrittmachereinstellung zurechtkommt: Sind vorbestehende klinische Probleme (Schwindel, Synkopen) nun behoben? Besteht eine verbesserte Alltagsstabilität? Ist es zum Auftreten von Zwerchfellzucken oder einer unerwünschten Stimulation der Brustmuskulatur gekommen? Zudem ist bei Patienten mit Sinusknotensyndrom von besonderem Interesse, inwieweit eine adäquate Belastungsstabilität gegeben ist. Sollte dies verneint werden, ist zu prüfen, ob eine chronotrope Inkompetenz vorliegt (Schrittmacherholterfunktion, ergänzende Langzeit-EKG-Diagnostik unter Alltagsbedingungen oder Ergometrie), sodass die Programmierung einer Frequenzadaptation (R-Modus) notwendig wird. Daneben sollte zumindest eine problemorientierte körperliche Untersuchung (insbesondere eine Inspektion der Schrittmachertasche) erfolgen.

3.2   Abfrage von Basisinformationen und Telemetriedaten

Sind bei der Erstkontrolle nach Schrittmacherimplantation noch keine **Patientendaten** und keine **Schrittmacherelektrodentypen (unipolar/bipolar)** eingegeben, sollte dies als erster Schritt erfolgen. Diese Eingaben sind dann dauerhaft in der Software des Aggregates hinterlegt und stehen bei jeder weiteren Kontrolle zur Verfügung. Bei einigen Schrittmacheraggregaten lässt sich die Elektrodenkonfiguration (unipolar oder bipolar) erst umprogrammieren, wenn zuvor Elektrodendaten eingegeben wurden.

Alle automatisch vom Schrittmacher bereitgestellten Informationen sollten im nächsten Schritt kontrolliert werden. Hierzu zählt insbesondere eine Überprüfung des **Batteriestatus,** der **Magnetfrequenz,** der **Elektrodenimpedanzen** sowie registrierter **unerwünschter rhythmologischer Ereignisse** (wie Schrittmachertachykardien, hohe ventrikuläre Frequenzen, Mode-Switch-Episoden etc.). Bei vielen Aggregaten werden diese Informationen bereits im Eingangsbildschirm aufgeführt, bei anderen müssen sie über ein Aufrufen von Menüpunkten gezielt ausgewählt werden. Insbesondere wenn eine kritische Prüfung unerwünschter rhythmologischer Ereignisse gefordert ist, sollten die Möglichkeiten der Holterfunktion, einschließlich einer eventuell vorliegenden intrakardialen EGM-Dokumentation, eingesehen werden.

Die Messung der Magnetfrequenz wird bei den meisten Aggregaten automatisch bei der Erstauflage des Abfragekopfes mit dem integrierten Magneten bestimmt. Daneben kann sie auch manuell durch Auflage eines externen Magneten erfolgen (z.B. ist der Magnet des St. Jude Kontrollkopfes abnehmbar und als externer Magnet verwendbar). Neben der Aussage über eine anstehende Batterieerschöpfung kann die Manetfrequenz hilfreich sein, um ein unbekanntes Schrittmacheraggregat (nicht vorliegender Schrittmacherausweis) einer Firma zuzuordnen und somit die Wahl des Kontrollgerätes zu erleichtern. Nachfolgend sind häufige firmenspezifische Magnetfrequenzen aktueller Schrittmachergeräte zu Laufzeitbeginn aufgelistet. Sie gelten für viele Aggregate, jedoch in der Regel nicht für die gesamte Produktpalette. Eine kritische Prüfung der Produktinformation ist daher in jedem Fall notwendig.

Tab. 3.3: Darstellung typischer firmenspezifischer Magnetfrequenzen bei BOL (Begin of Life)	
Firma	**Magnetfrequenzen**
Biotronik	90/min
Boston Scientific (Guidant)	100/min
Medtronic	85/min
Vitatron	100/min
Sorin Group (Ela Medical)	96/min
St. Jude Medical	unterschiedlich (meist um 99/min)

Diese vereinfachten Angaben beziehen sich auf häufige aktuelle Schrittmacheraggregate, es können jedoch Abweichungen vorliegen.

Da unter der asynchronen bzw. starrfrequenten Stimulation während der Magnetauflage in sehr seltenen Fällen ein Schrittmacherstimulus in die vulnerable Phase der Herzaktion einfallen kann, muss ab dem Moment der Auflage des Abfragekopfes über dem Schrittmacheraggregat ein nahtloses EKG-Monitoring bis zum Ende der Schrittmachernachsorge erfolgen. Die Autoren bevorzugen hierzu neben EKG-Ableitungen der unterschiedlichen Kontrollgeräte eine zusätzliche externe Mehrkanal-EKG-Darstellung an einem Gerät mit Life-Monitoranzeige. Zudem muss aus Sicherheitsgründen permanent ein einsatzbereiter externer Defibrillator im Raum bereitgestellt sein.

Schließlich empfiehlt es sich, in diesem Schritt einen Ausdruck der aktuellen Parametereinstellung durchzuführen, da dies ein Rückprogrammieren auf die Ausgangswerte am Ende der Schrittmacherkontrolle erleichtert. Zudem kann hierbei bereits orientierend überprüft werden, inwieweit die aktuelle **Parametereinstellung** sinnvoll ist.

Orientierende Erwägungen der Autoren:
* bipolare Empfindlichkeitskonfiguration der Sonden zur Vermeidung von Fehlwahrnehmungen (**cave:** zuvor muss sichergestellt sein, dass auch tatsächlich bipolare Sonden implantiert wurden, da sonst bei dieser Programmierung ein Funktionsverlust eintritt),

- unipolare Stimulationskonfiguration, um dauerhaft die EKG-Diagnose zu erleichtern. Bei vorbestehenden Problemen mit dieser Stimulationskonfiguration (beispielsweise Pektoraliszucken) sollte eine bereits durchgeführte Umprogrammierung auf die bipolare Konfiguration nicht unbedacht rückgängig gemacht werden,
- bei neu implantierten Sonden anfangs höhere Stimulationssicherheit (beispielsweise 3,5 V bei 0,4 ms),
- nach 3 – 6 Monaten Rückgang auf die doppelte Sicherheit unter Berücksichtigung des firmenspezifischen Spannungsverdopplers (beispielsweise 2,4 V bei Biotronik oder 2,5 V bei Medtronik),
- Empfindlichkeitseinstellung der Elektroden nach differenzierten klinischen Erwägungen mit zumindest doppelter Sicherheit,
- klinische Eignung des aktuellen Stimulationsmodus (☞ Kapitel 2),
- R-Modus bei Sinusknotensyndrom mit nachgewiesener chronotroper Inkompetenz,
- Algorithmen: Mode Switch und PMT-Schutz bei Zweikammermodus aktivieren.

3.3   Prüfung der Wahrnehmungsschwelle und Einstellung der Wahrnehmungsempfindlichkeit

Üblicherweise wird die ventrikuläre Wahrnehmungsschwelle im VVI-Modus geprüft, während die Wahrnehmung der Vorhofsonde bei Zweikammerschrittmachern im DDD-Modus (mit einem kurzen AV-Intervall) getestet wird. Alternativ kann die Vorhoftestung auch im AAI-Modus erfolgen, wenn keine höhergradigen AV-Blockierungen vorliegen.

Die Testung muss unter der letztlich gewünschten Sondenkonfiguration erfolgen (unipolar oder bipolar), vorzugsweise ist dies beim Sensing die **bipolare Konfiguration** (geringere Störanfälligkeit bezüglich Muskelinhibition und Farfield-Sensing). Im Falle schlechter Messwerte sollte jedoch immer die andere Konfiguration mitgetestet werden. Vor Umprogrammierung in die bipolare Konfiguration muss sichergestellt sein, dass die Sonde hierfür geeignet ist (dies kann auch über diverse erhältliche Sondenkataloge überprüft werden), um keinen Funktionsverlust einer rein unipolaren Sonde unter der bipolaren Konfiguration zu riskieren.

Bei der Durchführung der Empfindlichkeitskontrolle muss die Eigenfrequenz des Patienten höher liegen als die Schrittmacherfrequenz, und bei einem Zweikammersystem muss die spontane AV-Überleitung des Patienten kürzer sein als das programmierte AV-Intervall. Die Herzfrequenz lässt sich gelegentlich durch eine kurzzeitige körperliche Aktivität (beispielsweise mehrmaliges Aufrichten und Hinlegen) anheben, wenn anfangs keine ausreichende Eigenaktion vorliegt. Liegt die physiologische Herzfrequenz auch nach Provokationsmanövern unterhalb der niedrigsten einstellbaren Schrittmachertestfrequenz (zumeist zwischen 30 und 40/min) kann kein Wahrnehmungstest durchgeführt werden. Man spricht dann von absoluter Schrittmacherpflichtigkeit.

Bei der **manuellen oder halbautomatischen Sensingmessung** wird die eingestellte Wahrnehmungsempfindlichkeit der zu testenden Schrittmacherelektrode nach und nach reduziert. Praktisch geschieht dies, indem die Schwelle erhöht wird, die ein wahrzunehmendes Signal überschreiten muss, um erkannt zu werden. Eine physiologische Herzaktion kann also nur dann wahrgenommen werden, wenn deren Signal (P-Welle, R-Welle, Extrasystolen) diese Sollvorgabe übersteigt. Ist dies nicht mehr der Fall, so tritt eine inadäquate Schrittmacherstimulation (atrial oder ventrikulär) durch die nun zu unempfindliche Sonde ein. Die Wahrnehmungsschwelle ist der höchste Wert (Amplitude in mV), bei dem das physiologische Signal gerade noch dauerhaft korrekt erkannt wird.

Wie bei der Reizschwellenbestimmung kann bei einigen Schrittmacheraggregaten auch ein **vollautomatischer Wahrnehmungstest** durchgeführt werden. Die meisten aktuellen Aggregate bieten beispielsweise eine automatische Ausmessung und Anzeige der Höhe jeder einzelnen P-Welle oder R-Welle (**automatischer Amplitudentest**) an. Dieses Verfahren ist heute eine Standardmethode beim Test der Wahrnehmung, da es sich um eine einfach durchzuführende und zeitsparende Prozedur handelt. Zusätzliche Algorithmen (Autosensing, Autosensitivity, Sensing Assurance) zur permanenten Überprüfung und vollautomatischen Regelung der Wahrnehmungsempfindlichkeit werden in der Praxis selten genutzt.

3

Zusätzlich zu beachten sind ferner:

- korrekte **Wahrnehmung von Extrasystolen** außerhalb der Refraktärzeit,
- Überprüfung auf unerwünschte **T-Welleninhibierung im Ventrikel und Vorhof** (VVI- und AAI-Modus) und **R-Welleninhibierung im Sinne einer Fernfeldwahrnehmung im Vorhof** (AAI-Modus) sowie unerwünschte ventrikuläre Fernfeldwahrnehmung eines stimulierten Vorhofpotenzials (DDD-Modus),
- Überprüfung auf **unerwünschte Muskelwahrnehmung** durch isometrische Kontraktionen (Hände aneinanderpressen und auseinanderziehen).

Praktische Durchführung des ventrikulären Wahrnehmungstests

- Üblicherweise Wahl des VVI-Modus; hier muss die Basisfrequenz unterhalb der Spontanfrequenz eingestellt werden, um eine physiologische Ventrikelaktivität zu erhalten.
  Anmerkung: Die Autoren beginnen die Sondentestreihe bevorzugt mit dem ventrikulären Wahrnehmungstest im VVI-Modus, da man hierüber zusätzliche Informationen über eine bestehende Schrittmacherpflichtigkeit (keine physiologischen Kammeraktionen bei niedrigster Schrittmacherfrequenz) und über aktuell vorliegende hochgradige AV-Blockierungen erhält.
- Alternative Testung im DDD-Modus. Hier muss ein langes AV-Intervall (länger als die PQ-Zeit) programmiert werden, um eine Ventrikeleigenaktion im Anschluss an die atriale Stimulation oder wahrgenommene P-Welle zu erhalten.
- Standardmethode ist bei aktuellen Aggregaten die automatische R-Wellenmessung (R-Wellen-Amplitude) und Anzeige der Höhe jeder einzelnen intrakardial gemessenen R-Welle am Kontrollmonitor.
- Alternativmethode (Test der Wahrnehmungsschwelle): Die ventrikuläre Wahrnehmungsempfindlichkeit [mV] wird schrittweise – manuell oder halbautomatisch – unempfindlicher programmiert (also angehoben), um die Empfindlichkeitsschwelle zu ermitteln. Der Wahrnehmungsverlust wird durch einen ventrikulären Stimulationsspike unmittelbar nach einem spontanen Kammerkomplex oder einer ventrikulären Extrasystole (auch diese sollte durch die Ventrikelsonde erkannt werden) festgestellt.

Abb. 3.1

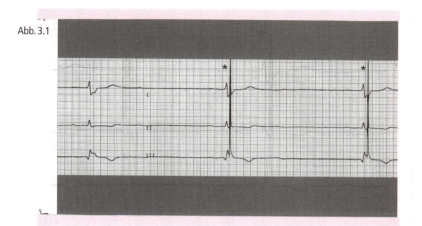

Abb. 3.1: Sensingverlust der physiologischen Kammersignale bei einem Wahrnehmungstest (Test der Wahrnehmungsschwelle) im VVI-Modus. Als Grundrhythmus besteht eine Sinusbradykardie mit einer Frequenz knapp oberhalb von 30/min. Wird die Wahrnehmungsschwelle überschritten, zeigt sich eine kontinuierliche, starre Kammerstimulation (∗) mit der programmierten Testfrequenz von 30/min. Der Reizerfolg bleibt jedoch aus, da die Stimulation in die physiologische Ventrikelrefraktärzeit einfällt.

- Die ventrikuläre Wahrnehmungsschwelle ist die größtmögliche Spannung [mV], bei der die Ventrikelsonde alle physiologischen Signale noch korrekt erkennt und den Schrittmacher aus diesem Grunde inhibiert.

Praktische Durchführung des atrialen Wahrnehmungstests

- Üblicherweise Testung im DDD-Modus. Es wird ein kurzes AV-Intervall eingestellt, um einen frühen ventrikulären Spike als Marker für die Vorhofwahrnehmung zu erhalten (z. B. 90 ms). Außerdem können die am Kontrollmonitor angezeigten Schrittmachermarker (AS = atrial sensing, AP = atrial pacing) zu Hilfe genommen werden.
- Alternativer Test im AAI-Modus bei guter AV-Überleitung. Die Basisfrequenz muss unterhalb der Spontanfrequenz eingestellt werden, um Vorhofeigenaktivität zu erhalten.
- Standardmethode ist bei aktuellen Aggregaten die automatische P-Wellenmessung (P-Wellen-Amplitude) und Anzeige der Höhe

jeder einzelnen intrakardial gemessenen P-Welle am Kontrollmonitor.

- Alternativmethode (Test der Wahrnehmungsschwelle): Die atriale Wahrnehmungsempfindlichkeit [mV] wird schrittweise –
manuell oder halbautomatisch – unempfindlicher programmiert
(also angehoben), um die Empfindlichkeitsschwelle zu ermitteln. Der Wahrnehmungsverlust wird durch einen atrialen Stimulationsspike unmittelbar nach einer spontanen P-Welle festgestellt.
- Die atriale Wahrnehmungsschwelle ist die größtmögliche Spannung [mV], bei der die Vorhofsonde alle physiologischen Signale noch korrekt erkennt und den Schrittmacher aus diesem
Grunde inhibiert.

Bei der **Programmierung der Wahrnehmungsempfindlichkeit**
sollte in beiden Kammern – wie bei der Reizschwelle – das Prinzip
der doppelten Sicherheit Anwendung finden. Allgemein wird eine
Einstellung von 30 – 50% der gemessenen Wahrnehmungsschwelle
empfohlen.

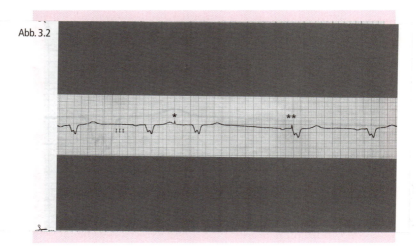

Abb. 3.2

Abb. 3.2: Sensingverlust der physiologischen Vorhofsignale während eines Wahrnehmungstests (Test der Wahrnehmungsschwelle) im AAI-Modus. Es resultiert
eine kontinuierliche, starre Vorhofstimulation mit einer übergeleiteten Ventrikelaktion (*), die zweite getriggerte Ventrikelaktion fällt aus (**), da sie in die Refraktärzeit einer physiologischen Kammeraktion fällt.

Bei **unipolaren Schrittmachersonden** sollte die Empfindlichkeit im Ventrikel jedoch nicht kleiner als (4 bis) 5 mV eingestellt werden, um die Störanfälligkeit dieser Sonden insbesondere durch Muskelinhibition zu verringern. Chronische Empfindlichkeitsschwellen der R-Welle liegen zumeist über 8 mV, sodass eine ausreichende Wahrnehmungssicherheit gewährleistet ist. Ein Undersensing von ventrikulären Extrasystolen sollte mittels Langzeit-EKG-Kontrollen ausgeschlossen werden.

Im Atrium sollte die Empfindlichkeit bei unipolaren Sonden nicht kleiner als 1,0 mV eingestellt werden, da sonst bei dieser Sondenkonfiguration eine hohe Wahrscheinlichkeit für Muskelfehlwahrnehmungen besteht. Hier sollte eine regelrechte und kontinuierliche Wahrnehmung auch unter Belastung und unter Provokationsmanövern (Ziehen und Aneinanderpressen beider Hände etc.) überprüft werden.

Eine **bipolare Empfindlichkeitskonfiguration** ist gegenüber der unipolaren deutlich vorteilhafter, da sie weniger störanfällig ist (Muskelinhibition, Farfield-Sensing). Diese Sonden können daher empfindlicher eingestellt werden.

Insbesondere bei DDD-Schrittmachern wird die atriale Empfindlichkeit üblicherweise auf Werte zwischen 0,5 und 0,75 mV eingestellt, um paroxysmales Vorhofflimmern gut zu erkennen und ein Mode-Switch-Verhalten zu begünstigen. Wird die Vorhofempfindlichkeit auf Werte um 0,25 mV eingestellt (was bei niedrigamplitudigem Vorhofflimmern wünschenswert sein kann), besteht die Möglichkeit, dass auch bei bipolaren Sonden eine ungewollte Muskelsignalwahrnehmung auftreten kann. Auch bei VDD-Sonden wird eine empfindliche Wahrnehmung des Vorhofsignals empfohlen. Bei einer AAI-Stimulation stellen die Autoren jedoch auch bei einer bipolaren Sondenkonfiguration die Empfindlichkeit normalerweise nicht unter 1 mV ein, da hier die Gefahr des Farfield-Sensing mit entsprechenden Pausen relevant ist. Eine ventrikuläre Stimulation kann bei diesem Schrittmachermodus nicht schützend eingreifen (Ausnahmen: AAI-Safe-R, AAI-DDD).

Die bipolare ventrikuläre Empfindlichkeit wird generell nach dem Prinzip der doppelten Sicherheit programmiert. Die Autoren stellen diesen Wert normalerweise nicht unempfindlicher (größer) als 3 mV ein.

3

3.4   Prüfung der Reizschwelle und Einstellung der Stimulation

Bei der Reizschwellentestung sollte jede Kammer einzeln überprüft werden (VVI-Modus zur Prüfung des Ventrikels, AAI-Modus zur Prüfung des Atriums bei intakter AV-Überleitung). Im Falle von höhergradigen AV-Blockierungen ist der Vorhof im DDD-Modus mit langem AV-Intervall zu testen, wobei die Kenntnis über aktuell vorliegende AV-Blockierungen automatisch vorliegt, wenn man die Schrittmacherkontrolle mit den Wahrnehmungstests begonnen hat (dann wurde bereits die ventrikuläre Stimulationsfrequenz herabgesetzt oder die AV-Zeit verlängert, um den Eigenrhythmus beurteilen zu können). Zudem ist bei der Reizschwellenbestimmung dann Vorsicht geboten, wenn eine absolute Schrittmacherpflichtigkeit vorliegt (auch diese Information liegt vor, wenn man zuvor die Empfindlichkeit kontrolliert hat). Der Untersucher muss gut mit der Handhabung des Kontrollgerätes vertraut sein, um einen Stimulationsverlust bei der Reizschwellenbestimmung frühzeitig aufzuheben. Ansonsten können Pausen von einigen Sekunden mit einer möglichen hämodynamischen Beeinträchtigung des Patienten auftreten. Auch sollte im Fall einer absoluten Schrittmacherpflichtigkeit keine manuelle Reizschwellenprüfung über eine Umprogrammierung am Parametermonitor erfolgen, da diese oft mit langen Latenzen verbunden ist. Stattdessen sollten die speziellen temporären Testprogramme verwendet werden, bei denen bereits oft die Wegnahme des Programmierkopfes unverzüglich zu einer Rückstellung auf die permanent programmierten Parameter führt.

Die Testung muss auch hier unter der letztlich gewünschten Sondenkonfiguration erfolgen (unipolar oder bipolar). Vorzugsweise verwenden die Autoren zur Stimulation die **unipolare Konfiguration** (bessere Beurteilbarkeit im Oberflächen-EKG). Im Falle schlechter Messwerte sollte jedoch immer die andere Konfiguration mitgetestet werden. Vor Umprogrammierung in die bipolare Konfiguration muss sichergestellt sein, dass die Sonde hierfür geeignet ist (dies kann auch über diverse erhältliche Sondenkataloge überprüft werden), um keinen Funktionsverlust einer rein unipolaren Sonde unter der bipolaren Konfiguration hinnehmen zu müssen. Auch muss hierbei kritisch die Sondenimpedanz beurteilt werden, da Isolationsdefekte zuerst in der bipolaren Konfiguration erkannt werden.

Bei der **manuellen oder halbautomatisierten Reizschwellenmessung** wird die angelegte Spannung bei vorgegebener Impulsdauer (normalerweise zwischen 0,4 und 0,6 ms) bei jedem Impuls um einen bestimmten Wert (beispielsweise um jeweils 0,1 V) verringert. Der letzte noch depolarisierende Impuls (erkennbar an der induzierten P-Welle oder einem induzierten QRS-Komplex) ist die gemessene Reizschwelle.

Moderne Schrittmacheraggregate bieten neben den oben genannten manuellen oder semiautomatisierten Reizschwellentests auch eine **vollautomatische Reizschwellenmessung** (Autocapture/Automatic Capture/ACC; Active Capture Control/ACC, Capture Management/CM). Der Schrittmacher kontrolliert selbstständig repetitiv oder permanent die Stimulationsreizschwelle und variiert die Stimulationsenergie dementsprechend. Diese vom Untersucher unabhängige Reizschwellenkontrolle soll eine verbesserte Patientensicherheit bei außergewöhnlichen Reizschwellenanstiegen (z. B. bei Stoffwechselentgleisungen) und eine verlängerte Laufzeit des Aggregates bewirken.

Praktische Durchführung des ventrikulären Reizschwellentests

- Üblicherweise Wahl des VVI-Modus. Hier muss die Basisfrequenz oberhalb der Spontanfrequenz eingestellt werden, um eine stimulierte Ventrikelaktion zu erhalten.
- Alternative Testung im DDD-Modus. Hier muss ein kurzes AV-Intervall (kürzer als die PQ-Zeit) programmiert werden, um eine Ventrikelstimulation im Anschluss an die atriale Stimulation oder P-Welle zu erhalten.
- Die ventrikuläre Impulsspannung [V] bei vorgegebener Impulsdauer (normalerweise zwischen 0,4 und 0,6 ms) wird nun schrittweise – manuell, halbautomatisch oder vollautomatisch – nach einem oder mehreren Stimuli um einen bestimmten Wert (beispielsweise um jeweils 0,1 V) verringert, um die Reizschwelle zu ermitteln.
- Der letzte noch depolarisierende Impuls (erkennbar an einem induzierten QRS-Komplex) wird als ventrikuläre Reizschwelle bezeichnet.

Abb. 3.3

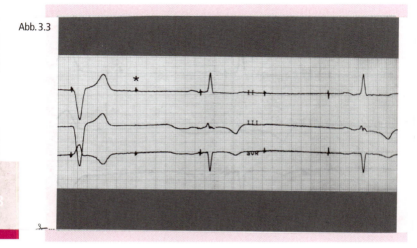

Abb. 3.3: Ventrikulärer Reizschwellentest im VVI-Modus. Bei Reizineffektivität (∗) tritt ein bradykarder Sinusrhythmus ohne schenkelblockartig deformierten Kammerkomplex auf.

Praktische Durchführung des atrialen Reizschwellentests

- Bei guter AV-Leitung: AAI-Modus. Die Basisfrequenz muss oberhalb der Spontanfrequenz eingestellt werden, um eine stimulierte Vorhofaktion zu erhalten.
- Alternative Testung im DDD-Modus. Hier sollte ein langes AV-Intervall programmiert werden, um die durch Stimulation induzierten P-Wellen besser erkennen zu können.
- Die atriale Impulsspannung [V] bei vorgegebener Impulsdauer (normalerweise zwischen 0,4 und 0,6 ms) wird nun schrittweise – manuell, halbautomatisch oder vollautomatisch – nach einem oder mehreren Stimuli um einen bestimmten Wert (beispielsweise um jeweils 0,1 V) verringert, um die Reizschwelle zu ermitteln.
- Der letzte noch depolarisierende Impuls (erkennbar an einer induzierten P-Welle) wird als atriale Reizschwelle bezeichnet.
- Im DDD-Modus kann das Ausbleiben einer atrialen Stimulation neben der fehlenden antegraden P-Welle (die oft aufgrund der niedrigen Amplitude schwierig zu beurteilen ist) gelegentlich durch eine retrograde P-Welle im Anschluss an den QRS-Komplex erkannt werden.

Abb. 3.4

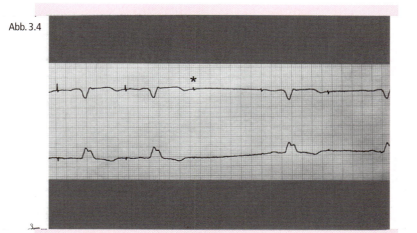

Abb. 3.4: Atrialer Reizschwellentest im AAI-Modus. Bei Reizineffektivität (∗) tritt ein bradykarder Sinusrhythmus auf; nebenbefundlich besteht ein Schenkelblock.

- Im AAI-Modus zeigt auch ein durch eine suffiziente Vorhofstimulation ausgelöster Kammerkomplex sehr präzise an, wann der atriale Stimulus nicht mehr vorliegt (bemerkbar durch einen Frequenzabfall der Ventrikelaktion).

Bei der **Programmierung der Stimulation** sollte in beiden Kammern das Prinzip der doppelten Sicherheit Anwendung finden. Als Stimulationssicherheit sollte also zumindest mit dem doppelten Wert der gemessenen Reizschwelle stimuliert werden. Nach einer Schrittmachersondenneuimplantation sollte sogar eine noch höhere Sicherheit programmiert werden, um ein ausreichendes Polster für den zu erwartenden Reizschwellenanstieg durch Fibrosierungsprozesse vorzugeben. Nach 3 – 6 Monaten ist schließlich eine stabile Reizschwelle erreicht, man spricht dann von einer chronischen Reizschwelle. Bei komplett schrittmacherabhängigen Patienten sollte jedoch auch in dieser Phase dauerhaft eine mehr als doppelt erhöhte Stimulationssicherheit eingestellt bleiben.

Der vom Schrittmacher abgegebene Stimulus wird nicht nur durch die Impulsspannung [Volt], sondern auch durch die Impulsdauer [ms] charakterisiert. Vom energetischen Gesichtspunkt aus sollte

Abb. 3.5

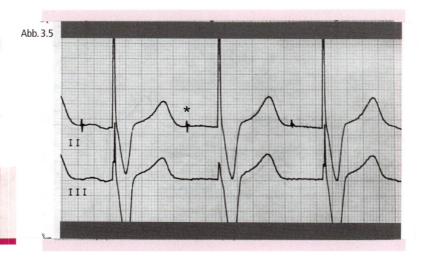

Abb. 3.5: Atrialer Reizschwellentest im DDD-Modus. Reizineffektivität (*) ist er-kennbar an der fehlenden P-Welleninduktion. Bei diesem Test ist ein artefaktfrei abgeleitetes EKG notwendig, um den Verlust der P-Welle zuverlässig zu erken-nen.

die Stimulation nahe der Chronaxie – der doppelten Reizschwel-lenspannung der Rheobase – eingestellt werden, da dieser Bereich energiesparsam ist. Die Impulsdauer liegt hier zumeist zwischen 0,2 und 0,6 ms. Gute Reizschwellenamplituden liegen hier zwi-schen 0,25 V und 1,0 V. Bei mehr als der doppelten Sicherheit er-gibt sich dann eine einzustellende Reizspannung von 2,0 – 2,5 V. Zu beachten ist, dass herstellerabhängig ein unterschiedlicher Span-nungsverdoppler im Schaltkreis implementiert sein kann, der die Laufzeit verkürzt, wenn eine bestimmte Ausgangsamplitude über-schritten wird. Aus diesem Grunde empfiehlt es sich, die firmen-spezifischen Angaben zu berücksichtigen (☞ Kapitel 4).

3.5   Kritische Prüfung und Einstellung der allgemeinen Stimulationsparameter

Zur ausführlichen Information ist auf Kapitel 1 und 2 zu verwei-sen. Im Folgenden sind stichpunktartig die wesentlichen Gesichts-punkte der Parametereinstellung dargestellt.

Wahl des Stimulationsmodus

☞ Kapitel 2.

- DDD oder VDD bei hochgradigen AV-Blockierungen,
- AAI bei Sinusknotensyndrom ohne zusätzliche AV-Knoten-erkrankung (zur Vermeidung einer ventrikulären Stimulation). Ein Beleg für eine intakte AV-Leitung ist ein normales Wencke-bach-Verhalten bei schneller AAI-Stimulation (☞ Abb. 3.6). Als normal gilt ein Wenckebach-Punkt, der erst ab einer Perioden-dauer von < 500 ms auftritt (dies entspricht einer Stimulations-frequenz von > 120/min),
- VVI bei permanentem Vorhofflimmern,
- DDI bei persistierender Vorhofrhythmusstörung und Sorge vor unzureichendem Mode-Switch-Verhalten des Aggregates, auch als passagerer Modus vor geplanter Rhythmisierung,
- Erwägung spezieller Stimulationsmodi zum Erhalt der physiolo-gischen Kammeraktion bei nur selten auftretenden AV-Blockie-rungen (beispielsweise AAI-Safe R).

3

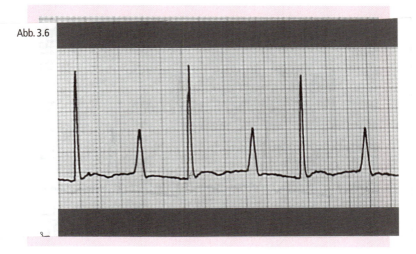

Abb. 3.6

Abb. 3.6: Bestimmung des Wenckebach-Punktes durch AAI-Stimulation mit hoher Frequenz von 110/min entsprechend einer Periodendauer von 545 ms. Jede Vorhofaktion wird auf die Kammer übergeleitet, die T-Wellen fallen zeitlich nach dem atrialen Spike ein und imponieren im Oberflächen-EKG fälschlich als P-Wellen.

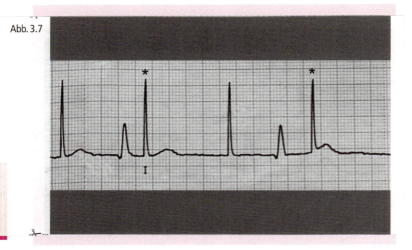

Abb. 3.7: Derselbe Patient mit einer AAI-Stimulation von 120/min entsprechend einer Periodendauer von 500 ms. Jeder zweite Vorhofstimulus kann keine Kammeraktion mehr induzieren (*), da bei dieser Periodendauer bereits ein 2 : 1-Block vorliegt. Der Wenckebach-Punkt liegt also nicht mehr im Normbereich (Normal: Wenckebach-Punkt ab Periodendauer < 500 ms bzw. > 120/min); es ist von AV-Überleitungsstörungen auszugehen.

Basisfrequenz

- Üblicherweise um 70/min,
- erhöhte Basisfrequenz bei besonderen klinischen Situationen (beispielsweise passager nach His-Ablation oder bei einem medikamentös-induzierten Long-QT-Syndrom),
- erniedrigte Basisfrequenz bei selten auftretenden bradykarden Rhythmusstörungen (beispielsweise Karotissinus-Syndrom) und in Situationen, bei denen man sich mit einer Backup-Frequenz (Notfallfrequenz) begnügen kann.

AV-Intervall (AV-Delay, AV-Zeit)

- Das optimale AV-Intervall ist aus hämodynamischer Sicht individuell unterschiedlich. Ggf. ist eine echokardiographische Kontrolle mit Darstellung einer gut ausgebildeten (nicht abgeschnittenen) A-Welle über der Mitralklappe unmittelbar vor Einsetzen der Kammeraktion sinnvoll.

- Das AV-Intervall sollte bei normaler AV-Überleitung (Ausnahme: HOCM und biventrikuläre Schrittmachersysteme) länger als die physiologische PQ-Zeit eingestellt werden, um eine ungünstige ventrikuläre Stimulation zu verringern; alternativ kommt bei normaler AV-Leitung ein AAI-Modus in Betracht.
- Ausnahme: Hat der Patient zwar keine hochgradigen AV-Blockierungen, jedoch zahlreiche VES, würde ein langes AV-Intervall (> 50 ms) die Wahrscheinlichkeit einer während der atrialen Blankingperiode einfallenden VES mit der Gefahr der ventrikulären Stimulationsabgabe in die vulnerable Phase der Ventrikelaktion (Auslösen einer VT insbesondere bei Patienten mit struktureller Herzerkrankung) erhöhen. Deshalb sollte das AV-Intervall bei zahlreichen VES nicht zu lange gewählt werden.
- Bei Vorliegen einer HOCM ist eine asynchrone Stimulation von der Herzspitze ausgehend sinnvoll, wie es unter der rechtsventrikulären Stimulation mit apikaler Sondenlage vorliegt, daher sollte ein kurzes AV-Intervall gewählt werden (50 – 100 ms, echokardiographische Kontrolle).
- AV-Korrektur: Zur Verbesserung der Hämodynamik wird eine AV-Verlängerung programmiert, um eine konstante Vorhof-Ventrikel-Verbindung bei Wechsel von Vorhofeigenaktion und Vorhofschrittmacheraktion zu gewährleisten; übliche Programmierung um 30 – 40 ms.
- Frequenzadaptiertes AV-Intervall: Schafft physiologischere Bedingungen und ein verbessertes Wenckebach-Verhalten durch eine Verkürzung der PQ-Zeit unter körperlicher Belastung und ist insbesondere bei jungen, sportlichen Patienten zu empfehlen (individuell zu programmieren).

Atriale Refraktärzeit

- Ziel: Die atriale Refraktärzeit verhindert, dass frühzeitige atriale Wahrnehmungsereignisse (beispielsweise Fernfeldwahrnehmung/VA-Crosstalk) eine Ventrikelstimulation auslösen.
- Die totale atriale Refraktärperiode (TARP) setzt sich aus dem AV-Intervall (bzw. dem PV-Intervall bei intrinsischer Vorhofaktion) und der postventrikulären atrialen Refraktärperiode (PVARP) zusammen.
- Das Schrittmacheraggregat nimmt während dieser Zeit Störsignale wahr, verrechnet sie aber nicht frequenzwirksam.

- Bei unterschiedlichen Schrittmachermodellen erfolgt die Einstellung durch eine Kombination von TARP und AV-Zeit oder durch eine Kombination von PVARP und AV-Zeit.
- Eine sinnvolle PVARP-Einstellung kann anhand der gemessenen retrograden Leitung addiert mit 30 – 50 ms erfolgen (üblicherweise 250 – 330 ms); die durchschnittliche retrograde Leitung liegt bei 220 – 280 ms (ermittelt durch EKG-Ausschrieb, Markerausschrieb oder spezielle VA-Leitungszeitmessungen).
- Eine zu kurz programmierte PVARP erhöht die Gefahr von Schrittmachertachykardien.
- Eine zu lang programmierte PVARP bewirkt eine erniedrigte Trackingfrequenz (problematisch bei Patienten mit hochgradigen AV-Blockierungen).
- Eine Einstellung der PVARP auf 300 ms stellt einen guten Anfangswert dar.

Ventrikuläre Refraktärzeit

- Ziel: Die ventrikuläre Refraktärzeit sollte die T-Welle zeitlich überdecken, um eine T-Welleninhibierung zu verhindern.
- Üblicherweise erfolgt eine Einstellung zwischen 200 und 250 ms.
- Das Schrittmacheraggregat nimmt während dieser Zeit Störsignale wahr, verrechnet sie aber nicht frequenzwirksam.
- Bei zu kurz programmierter ventrikulärer Refraktärzeit besteht im Falle einer empfindlichen Wahrnehmung der Ventrikelsonde die Gefahr einer fehlerhaften Wahrnehmung von T-Wellen im Anschluss an eine regelrechte Herzaktion mit der Folge einer ungewollten Frequenzreduktion im Ventrikel (T-Welleninhibierung).
- Die T-Welleninhibierung ist nur bei sehr empfindlicher Einstellung der Ventrikelsonde relevant, daher kann die ventrikuläre Refraktärzeit normalerweise kurz programmiert werden.
- Bei zu lang programmierter ventrikulärer Refraktärzeit werden früh einfallende ventrikuläre Extrasystolen nicht beachtet und ein kurz darauf einfallender Schrittmacherstimulus kann somit in die vulnerable Phase der Extrasystole einfallen (Induktion maligner ventrikulärer Rhythmusstörungen).

Atriale Ausblendzeit (atriales Blanking)

- Ziel: Die postventrikuläre atriale Ausblendzeit (PVAB; postventrikuläres atriales Blanking) soll während der Kammerdepolarisation und -repolarisation eine Fehlwahrnehmung von Fernsignalen aus dem Ventrikel im Vorhof verhindern (Farfield-Sensing, VA-Übersprechen/VA-Crosstalk). Die Gefahr von Fehlwahrnehmungen in der Vorhofsonde ist dann besonders groß, wenn die Vorhofempfindlichkeit zur besseren Wahrnehmung von atrialen Tachyarrhythmien sehr sensibel (niedrig) eingestellt wird.
- Gewählt wird üblicherweise ein PVAB-Intervall von ca. 150 ms.
- Während dieser Zeit findet weder eine Wahrnehmung noch eine Veränderung von Schrittmacheraktionen über die Vorhofsonde statt (absolute Refraktärzeit).
- Bei regelmäßigen Vorhoftachykardien (Vorhofflattern, atriale Tachykardie) besteht die Gefahr, dass jedes zweite Signal dieser Rhythmusstörung im Vorhof ausgeblendet werden kann, falls dieses während der PVAB auftritt („2 : 1-Lock-In"). Der Schrittmacher erkennt dann nur eine Tachykardie mit der halben Vorhoffrequenz, die keinen Mode Switch, sondern ein Tracking des Vorhofes mit der Folge einer hochfrequenten Kammerstimulation nach sich zieht. Problemlösung bei dokumentierten Episoden: Sollwert für programmiertes AV-Intervall + programmierte PVAB < atriale Zykluslänge während des Vorhofflatterns.

Ventrikuläre Ausblendzeit (ventrikuläres Blanking)

- Ziel: Die ventrikuläre Ausblendzeit verhindert eine Fehlwahrnehmung eines Vorhofstimulus im Ventrikel (AV-Übersprechen, AV-Crosstalk).
- Als Gegenstück zur atrialen Ausblendzeit bewirkt die ventrikuläre Ausblendzeit eine Blindschaltung der Kammerelektrode im Anschluss an den atrialen Stimulus (während dieser Zeit findet weder Wahrnehmung noch Einflussnahme auf die Schrittmacheraktion über die Ventrikelsonde statt; absolute Refraktärzeit).
- Kommt es zu einer intrinsischen Vorhofaktion, startet das postatriale ventrikuläre Blanking (PAVB) nicht, da die physiologische Erregung (P-Welle) aufgrund ihrer geringen Amplitude keinen Crosstalk herbeiführt.

3

- Gewählt wird üblicherweise ein Intervall zwischen 15 und 30 ms, bei unipolarer Sondenkonfiguration können auch längere Intervalle bis 75 ms notwendig werden.
- Wird dieses Intervall zu lang gewählt, besteht die Gefahr, dass eine Schrittmacherkammeraktion in die vulnerable Phase einer nicht detektierten ventrikulären Extrasystole einfallen kann; daher sind eine bipolare Elektrodenkonfiguration und eine unsensiblere ventrikuläre Wahrnehmung einer zu langen PAVB vorzuziehen.

Ventrikuläre Sicherheitsstimulation (Safety window pacing)

- Definition: Verhinderung einer ungewollten ventrikulären Frequenzreduktion bei AV-Crosstalk durch Zuschalten eines zusätzlichen ventrikulären Stimulus. Dieser wird nach einem konstanten Zeitintervall ausgelöst (üblicherweise 100–120 ms nach Abgabe eines Vorhofstimulus). Der Schrittmacher gibt den Ventrikelstimulus ab, wenn nach der Blankingzeit in der Ventrikelsonde eine Wahrnehmung erfolgt.
- Im Falle eines AV-Crosstalk, welcher eine ungewollte ventrikuläre Frequenzreduktion zur Folge hätte, würde somit eine regelrechte Kammeraktion stattfinden.
- Im Falle einer ventrikulären Extrasystole fällt der Stimulus in deren natürliche Refraktärperiode und bewirkt keine Ventrikelstimulation (dies ist ungefährlich, da die vulnerable Phase erst später folgt).
- Elektrokardiographische Diagnose eines ventrikulären Sicherheitsstimulus: Unabhängig von anderen Parametern (AV-Zeit etc.) fällt immer konstant (beispielsweise 100–120 ms nach Vorhofspike) ein (ventrikulärer) Stimulus ein; im Zweifel Stimulations-Marker am Monitor des Kontrollgerätes prüfen.

Ventrikuläre Grenzfrequenz

- Definition: Obere Grenzfrequenz (im DDD- oder VDD-Modus), bis zu welcher die Schrittmacherkammeraktion einer Vorhofaktion (stimuliert oder physiologisch) folgen kann.
- Sie wird üblicherweise nach individuellen Erfordernissen auf Werte zwischen 100 und 180/min programmiert.
- Eine lang programmierte totale atriale Refraktärzeit bewirkt ab einer bestimmten Frequenz ein 2:1-Verhalten, worüber auch

eine obere Frequenzbegrenzung vorgegeben ist (Berechnung der 2:1-Frequenz: 60 000 ms ÷ totale atriale Refraktärzeit). Will man daher insbesondere bei jungen Patienten eine ventrikuläre Stimulationsfrequenz nahe der physiologischen Maximalfrequenz beibehalten, muss man das AV-Intervall und die PVARP kurz einstellen oder ein frequenzadaptiertes AV-Intervall programmieren. Die hieraus resultierenden Gefahren einer Schrittmachertachykardie müssen dann durch andere Einstellungen vermindert werden.

3.6   Kritische Prüfung und Einstellung spezieller Schrittmacheralgorithmen

Zur ausführlichen Information ist auf Kapitel 1 zu verweisen. Im Folgenden sind stichpunktartig die wesentlichen Gesichtspunkte wichtiger Schrittmacheralgorithmen dargestellt.

Frequenzadaptierte Stimulation (R-Modus)

- Definition: Bei der frequenzadaptierten Stimulation bleiben die Schrittmacherbasisfunktionen unverändert, die Frequenzadaptation verändert jedoch die Basisfrequenz bzw. das Auslöseintervall entsprechend den eingehenden Meldungen eines Aktivitätssensors (aktivitätsinduzierter Frequenzanstieg), wodurch ein physiologischer Herzfrequenzanstieg unter Belastung simuliert wird.
- Indikation: Patienten mit Sinusknotensyndrom und nachgewiesener chronotroper Inkompetenz (dies lässt sich durch ein 24-Stunden-EKG unter körperlicher Aktivität oder eine Ergometrie prüfen).
- Die maximale ventrikuläre Synchronfrequenz (Fmax/P, P-Wellen-getriggerte Maximalfrequenz) entspricht der ventrikulären Grenzfrequenz bei Zweikammerschrittmachern.
- Die maximale sensorgesteuerte Frequenz (Fmax/S, sensorgesteuerte Maximalfrequenz) stellt die obere Grenze der Frequenzadaptation dar.
- Bei Neigung zu Vorhofarrhythmien kann beispielsweise eine niedrige maximale ventrikuläre Synchronfrequenz (Fmax/P) eine verminderte vorhofgetriggerte Tachykardieneigung bewirken. Eine höhere sensorgesteuerte Frequenz (Fmax/S) begüns-

tigt dann eine bessere Stabilität bei physiologischen Belastungssituationen.

Hysterese

- Ziel: Spezielle Algorithmen sollen eine physiologische Herzaktion möglichst lange erhalten.
- Frequenzhysterese: Das Auslöseintervall wird länger programmiert als das Stimulationsintervall, deshalb muss die physiologische Herzeigenaktion deutlich langsamer werden als die Interventionsfrequenz, damit der Schrittmacher aktiv wird; dann erfolgt allerdings eine Stimulation mit der (höheren) Interventionsfrequenz.
  Sinn: Erhalt einer physiologischen Herzaktion bei nur zeitweise auftretenden Rhythmusstörungen (Karotissinus-Syndrom, intermittierendes Sinusknotensyndrom).
- Suchfrequenzhysterese: Der Schrittmacher stimuliert nach einer bestimmten Anzahl von Impulsen einmalig mit der Hysteresefrequenz, um zu suchen, inwieweit eine Eigenfrequenz des Patienten oberhalb der Hysteresefrequenz liegt.
  Sinn: Dieser Modus sollte bei einer programmierten Frequenzhysterese immer zusätzlich programmiert werden und kommt dann voll zur Entfaltung, wenn die Eigenfrequenz häufig unterhalb der Interventionsfrequenz, aber oberhalb der Hysteresefrequenz liegt.
- Sensorhysterese: Programmierbare Hysteresefunktion bei frequenzadaptierten Systemen, wobei der Schrittmacher die Hysteresefrequenz anhand der körperlichen Aktivität (beispielsweise 10% der berechneten benötigten Herzfrequenz) berechnet.
- AV-Hysterese: Sonderform der Hysterese, bei der nicht die physiologische Herzfrequenz, sondern eine physiologische AV-Überleitung begünstigt wird.
  Sinn: Reduzierte ventrikuläre Stimulation bei nur intermittierend auftretenden AV-Blockierungen.
- AV-Suchhysterese: Analog der Suchfrequenzhysterese wird intermittierend ein zusätzliches Intervall an die AV-Zeit angehängt, um eine physiologische Kammerüberleitung zu begünstigen.
  Erwägung: Benötigen die AV-Hysteresefunktionen sehr lange Hystereseintervalle (> 100 ms), kann hierdurch (bei vorzeitiger

Ventrikelaktion/VES während des Blanking) ein R-auf-T-Phänomen begünstigt werden (andere Stimulationsalgorithmen wie AAI-Safe-R oder DDD-AMC vermeiden dies; ☞ Kapitel 2 und 4).

Schrittmachertachykardie (Endless-loop-Tachykardie, ELT; Pacemaker-Tachykardie, PMT)

- Definition: Sich selbst unterhaltender schneller Erregungskreislauf, der die Schrittmacherstimulation als antegrade und die physiologische AV-Verbindung als retrograde Verbindung nutzt.
- Anmerkung: auch bei höhergradigen AV-Blockierungen kann in seltenen Fällen eine schnelle retrograde AV-Leitung vorliegen, sodass Schrittmachertachykardien auch bei diesem Krankheitsbild auftreten können.
- Vorbedingungen:
  - Für die Entstehung von pathologischen Kreiserregungen darf das Vorhofmyokard nicht mehr refraktär sein. Dies ist beispielsweise erfüllt, wenn eine lange AV-Zeit programmiert wurde oder eine vorzeitige Vorhofextrasystole zum Zeitpunkt der deutlich später ausgelösten Ventrikelstimulation bereits länger abgelaufen ist.
  - Eine ankommende retrograde Erregung muss im Vorhof detektiert und frequenzwirksam verarbeitet werden. Dies ist vor allem dann erfüllt, wenn die PVARP zu kurz programmiert wurde.
- Entstehungsmechanismen: Es kommen zahlreiche Situationen in Frage, die mit einer AV-Desynchronisation einhergehen, wie beispielsweise ventrikuläre Extrasystolen, ein atrialer Sensingdefekt (Over- und Undersensing) oder ein atriales Farfield-Sensing.
- PMT-Prophylaxe (verschiedene Möglichkeiten):
  - Nahe liegend ist eine Verlängerung der PVARP über die Dauer der retrograden Leitungszeit hinaus (retrograde Leitungszeit zuzüglich 30–50 ms). Die retrograde Leitung lässt sich bei einigen Schrittmacheraggregaten direkt messen, bei anderen muss ein EKG (mit erkennbarer retrograder P-Welle) oder ein intrakardialer Markerausschrieb erfolgen. Sollte hierdurch bei Patienten mit hochgradigen AV-Blockierungen die maximale Trackingfrequenz zu stark beschnitten werden

(Wenckebach-Verhalten), kann alternativ eine automatische PVARP-Verkürzung programmiert werden. Diese ist in der Regel effektiv, da sich auch die VA-Leitung unter Frequenzanstieg verkürzt.

– Einstellung auf eine kurze AV-Zeit, dann ist der Vorhof zum Zeitpunkt der retrograden Erregung refraktär. Hämodynamisch ist diese Maßnahme jedoch eventuell von Nachteil.
– Nicht zu sensibel eingestellte bipolare atriale Sondenkonfiguration.
– Automatische Verlängerung der PVARP bei ventrikulären Extrasystolen.
– VES-synchrone atriale Stimulation (dann ist der Vorhof zum Zeitpunkt der retrograden Erregung refraktär).

● PMT-Schutzmechanismen:
Schrittmachergeräte verfügen über unterschiedliche Detektionsalgorithmen, um eine PMT auszumachen (wahrgenommene PMT-Ereignisse können bei der Schrittmacherkontrolle auch retrospektiv abgefragt werden). Ist eine Schrittmachertachy-

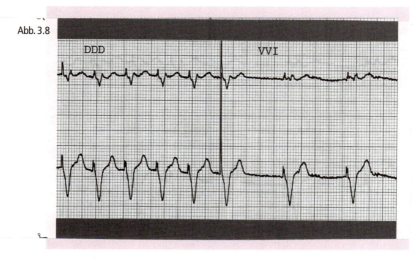

Abb. 3.8

Abb. 3.8: Über die Nothilfe vorstelliger Patient mit andauernder Schrittmachertachykardie (PMT) im DDD-Modus; die passagere Umprogrammierung in den VVI-Modus sorgt für eine Unterbrechung des von einem Zweikammermodus abhängigen pathologischen Erregungskreislaufs.

kardie erkannt, kann diese abhängig vom Schrittmachermodell durch automatisierte PMT-Schutzmechanismen terminiert werden (Beispiele: zeitweise Verkürzung der AV-Zeit, Verlängerung der PVARP oder Unterbrechung der AV-Synchronität [Tracking]).

- Ein PMT-Schutzalgorithmus sollte nach Ansicht der Autoren bei einem bestehenden Zweikammermodus immer aktiviert werden.

Mode Switch (Automatic Mode Switch, AMS; Atriale Tachykardie-Reaktion, ATR; Fallback Mode Switching, FMS)

- Definition: Da ein Herzschrittmacher im Gegensatz zum AV-Knoten keinen natürlichen Filtermechanismus aufweist, besteht die Gefahr, dass schnelle Vorhofrhythmen (Vorhoftachykardien, Vorhofflimmern, Vorhofflattern) eine sehr hohe Ventrikelfrequenz bis hin zum Wenckebach-Punkt induzieren. Entsprechende Schutzalgorithmen hiergegen werden als Mode-Switch-Funktion bezeichnet.
- Klinische Relevanz: Atriale Tachykardien/Tachyarrhythmien sind vor allem dann problematisch, wenn eine Trackingfunktion des Schrittmachers bei AV-Blockierungen notwendig ist (bei AV-Blockierungen muss der AV-Knoten durch den Schrittmacher umgangen werden). Bei Patienten mit normaler AV-Leitung können hingegen auch Stimulationsformen gewählt werden, die eine natürliche AV-Überleitung erhalten (beispielsweise AAI-Modus).
- Technik: Die Mode-Switch-Funktion bewirkt eine Desynchronisation von Vorhof- und Kammeraktion. Üblicherweise schaltet der Schrittmacher dabei in einen DDI- oder einen VDI-Modus um.
- DDI-Modus: Hier findet eine AV-sequenzielle Stimulation nur dann statt, wenn Vorhof- und Kammerrhythmus niedriger als die programmierte Basisfrequenz (beispielsweise 70/min) liegen. Liegt die Vorhofeigenfrequenz über der Basisfrequenz, erfolgt keine AV-sequenzielle Stimulation (daher ist dieser Stimulationsmodus bei komplettem AV-Block dauerhaft ungünstig). Der Schrittmacher stimuliert die Kammer bei höherfrequentem Vorhofrhythmus dann mit der programmierten Basisfrequenz in einem nicht AV-sequenziellen VVI-ähnlichen Modus.

3

3.7   Problemlösung

ERI/EOL

☞ Kapitel 5.

Sondendislokation, Elektrodenbruch, Isolationsdefekte

Neben sich rasch verschlechternden Messwerten bezogen auf die Sondenempfindlichkeit und die Reizschwelle kann die Schrittmachersondenwiderstandsmessung (Elektrodenimpedanz) den Verdacht auf eine Sondendysfunktion erhärten. Üblicherweise liegen Werte um 300–1000 Ω im Normbereich. Messwerte über 1500 Ω bestärken den Verdacht auf einen Elektrodenbruch (Prüfung der SM-Spikes im EKG unter unipolarer Stimulation) und können gelegentlich mit einer Schrittmachersondendislokation einhergehen (oft liegt die dislozierte Sonde dem Endokard an und weist dann gute Werte auf; radiologische Prüfung der Sondenlokalisation). Werte unter 200 Ω können ferner ein erstes Anzeichen für Sondenisolationsdefekte mit Ausbildung von Kriechströmen sein.

Als Exitblock versteht man die totale Ineffektivität der Stimulation. Ein Entranceblock liegt vor, wenn P- oder R-Wellen nicht wahrgenommen werden. Beide Phänomene können beispielsweise bei Elektrodenbruch oder einer Sondendislokation vorliegen.

In einigen Fällen mit grenzwertigen Sondenmesswerten kurz nach Implantation kann unter der Annahme eines sich möglicherweise in der Folge zurückentwickelnden Gewebsödems an der Sondenverankerung unter engmaschigen Schrittmacherkontrollen zugewartet werden. Dies setzt eine akzeptable klinische Patientensicherheit voraus (noch mit ausreichender Sicherheit programmierbare Sonden, keine absolute Schrittmacherpflichtigkeit, radiologisch korrekte Sondenposition). Gelegentlich wird in diesen Fällen eine probatorische höherdosierte orale Steroidtherapie mit dem Ziel einer Ödemminderung durchgeführt.

In den meisten Fällen sich rasch verschlechternder Sondenmesswerte und insbesondere in den Fällen mit nachgewiesener Sondendislokation ist jedoch die Sondenrevision unumgänglich.

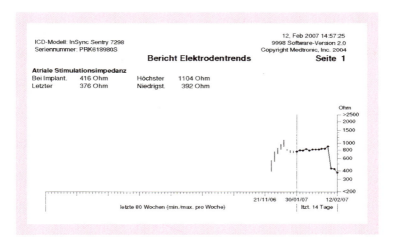

Abb. 3.9: Fall 1: Bei einer Routinekontrolle eines biventrikulären ICD-Aggregates zeigt der Elektrodentrend bereits kurz nach Implantation als Hinweis auf eine nicht optimale Situation an der Vorhofsonde einen deutlichen Anstieg der Elektrodenimpedanz auf maximal 1104 Ω; schließlich zeigt sich ein deutlicher Impedanzabfall (erklärbar durch ein gutes Anliegen der zuletzt dislozierten Sonde an einem neuen Ort wie hier dem rechten Ventrikel).

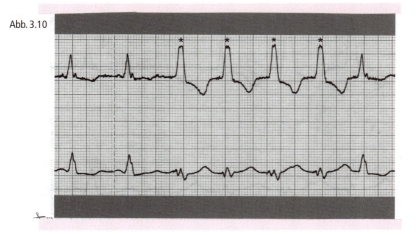

Abb. 3.10: Fall 1: Bei derselben Patientin führt eine kurzzeitig unter Testbedingungen aktivierte Vorhofstimulation nicht wie erwartet zu einer Vorhoferregung, sondern einer ventrikulären Stimulation mit entsprechend breiten Kammerkomplexen (*).

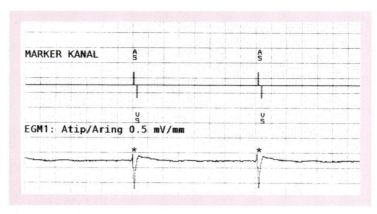

Abb. 3.11: Fall 1: Die dislozierte Vorhofsonde erkennt statt der Vorhoferregung eine Kammeraktion mit einer entsprechend hohen Wahrnehmungsamplitude (·), was hier am ausgeschriebenen EGM dargestellt ist.

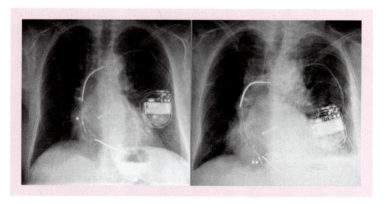

Abb. 3.12: Fall 1: Röntgen-Thorax der oben geschilderten Patientin mit im linken Bild unmittelbar nach biventrikulärer ICD-Implantation regelrecht im rechten Atrium liegender Vorhofsonde (*); zum späteren Zeitpunkt der oben aufgezeigten Schrittmacherkontrolle (rechtes Bild) ist die Vorhofsonde jedoch in den rechten Ventrikel disloziert (**); nebenbefundlich zeigt sich im rechten Bild neben der über den Koronarsinus platzierten linksventrikulären Sonde (diese musste aufgrund einer nachhaltigen Zwerchfellstimulation in jeder Sondenposition stillgelegt werden) eine weitere epikardial implantierte linksventrikuläre Sonde.

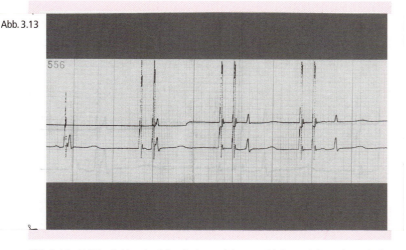

Abb. 3.13

3

Abb. 3.13: Fall 2: Fehlender Stimulationserfolg sowohl der atrialen wie auch der ventrikulären Schrittmachersonde (Exitblock); die physiologische Herzaktion läuft ungeachtet der Schrittmacheraktivität eigenständig ab; anfänglich wird eine intrinsische Vorhofaktion vom Schrittmacher erkannt, weshalb kein Vorhofstimulus abgegeben wird; bei dieser Patientin lag eine Dislokation der Vorhofsonde mit partiell erhaltener Wahrnehmung und eine komplette Dislokation der Ventrikelsonde vor.

PMT-Episoden
☞ Kapitel 3.6.

Häufige Mode-Switch-Episoden
☞ Kapitel 3.6.

Fernfeldwahrnehmung und T-Welleninhibierung

Die Gefahren der Fernfeldwahrnehmung (AV- und VA-Übersprechen bzw. -Crosstalk) können neben der sinnvollen Einstellung der oben genannten Refraktär- und Blankingzeiten auch durch weitere Maßnahmen reduziert werden. Hierzu gehören:

- routinemäßige bipolare Elektrodenkonfiguration für die Wahrnehmung,
- bipolare Elektrodenkonfiguration für die Stimulation bei nachgewiesener Fernfeldwahrnehmung,

- nicht zu empfindliche Wahrnehmungseinstellung,
- möglichst niedrige Stimulationsenergie der störenden Kammer.

Beim AV-Übersprechen kommt es zu einer fehlerhaften Wahrnehmung einer atrialen Stimulation im Ventrikel. Hierdurch kommt es zum Ausfall der ventrikulären Stimulation. Begünstigt wird das AV-Übersprechen durch folgende Faktoren:
- hohe atriale Stimulationsenergie,
- hohe ventrikuläre Empfindlichkeit,
- unipolare atriale Stimulation,
- unipolare ventrikuläre Wahrnehmung,
- zu kurze ventrikuläre Blankingzeit (Zeit, in der die Ventrikelsonde nach atrialer Stimulation nichts wahrnehmen kann).

→ Procedere: Umprogrammieren eines oder mehrerer der genannten Parameter, ferner kann das Safety window pacing Abhilfe schaffen.

Atriale Fernfeldpotenziale sind begünstigt durch:
- hohe ventrikuläre Stimulationsenergie,
- hohe atriale Empfindlichkeit,
- unipolare ventrikuläre Stimulation,
- unipolare atriale Wahrnehmung,
- zu kurze postventrikuläre atriale Refraktärzeit oder zu kurzes postventrikuläres atriales Blanking.

→ Procedere: Umprogrammieren eines oder mehrerer der genannten Parameter.

Eine mögliche Ursache einer ungewollten Frequenzminderung der ventrikulären Stimulation ist die T-Welleninhibierung (fehlerhafte Wahrnehmung von T-Wellen mit der Ventrikelsonde als R-Welle). Dieses Problem wird in der Regel bereits bei der Erstkontrolle beobachtet. Die T-Welle sollte dann zeitlich durch die ventrikuläre Refraktärzeit knapp überdeckt sein. Gelegentlich ist auch eine neu aufgetretene T-Welleninhibierung zu beobachten, wenn sich die Wahrnehmung der Ventrikelsonde verschlechtert. In diesen Fällen kann die Diskriminierung von R- und T-Welle erschwert sein.

→ Procedere: Verlängerung der ventrikulären Refraktärzeit knapp über die T-Welle hinaus; bei deutlicher Verschlechterung der ventrikulären Messwerte ggf. Sondenrevision.

Zwerchfellzucken, Muskelzucken

Im Falle einer Stimulation der pektoralen Skelettmuskulatur sollten folgende Einstellungen erfolgen:

- niedrigstmögliche Stimulationsenergie (jedoch ohne die Sicherheitsgrenzen zu verlassen),
- bipolare Stimulationskonfiguration (meist erfolgreich).

Im Falle von Zwerchfellzucken ist eine Umprogrammierung in die bipolare Stimulationskonfiguration oft nicht erfolgversprechend (Sondenspitze liegt in Zwerchfellnähe). Die Wahl einer niedrigen Stimulationsenergie kann eine Verbesserung bewirken. Schließlich kann bei einem reinen Sinusknotensyndrom ohne AV-Blockierungen die Umprogrammierung in den AAI-Modus sinnvoll sein.

Sollten diese Maßnahmen keine Verbesserung bewirken, muss in schweren Fällen eine Sondenrevision erfolgen.

3

4

Herstellerspezifisches zur Herzschrittmachernachsorge

O. Groll und S. Volz

Die in diesem Kapitel aufgeführten herstellerspezifischen Besonderheiten beziehen sich auf den Stand des Abgabetermins für dieses Buch. Die Autoren möchten betonen, dass sich im Laufe der Zeit sowohl Änderungen der Nachsorgesoftware als auch einiger firmenspezifischer Kriterien (beispielsweise ERI-Kriterien neuer Schrittmacheraggregate) ergeben können. Aus diesem Grund sollten die hier dargestellten herstellerspezifischen Angaben vom Anwender sorgfältig auf Aktualität geprüft werden. Auch sind einige herstellerspezifische Softwarealgorithmen vom Anwender kritisch im Hinblick auf die spezifischen Patientenbedürfnisse zu werten.

4.1   Biotronik

Die Biotronik-Schrittmachernachsorgesoftware identifiziert das Schrittmacheraggregat in den meisten Fällen automatisch nach dem Platzieren des Abfragekopfes. Alternativ kann über ein Menü der Schrittmachertyp manuell ausgewählt werden. In der Folge öffnet sich eine Softwareoberfläche, der Nachsorgemonitor. Ist es vor-

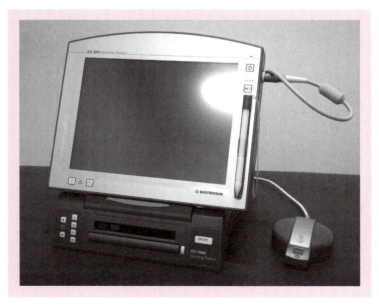

Abb. 4.1: Programmiergerät der Firma Biotronik.

gesehen, das Kontrollgerät auch mobil (ohne Netzanschluss) zu nutzen, so sollte es routinemäßig am Netzstrom angeschlossen bleiben, da sonst der interne Akku leerläuft und der Programmer zeitweise nicht für den mobilen Einsatz zur Verfügung steht.

Die Magnetauflage wird durch Wegnehmen und erneutes Platzieren des Abfragekopfes durchgeführt. Hierdurch tritt im Normalfall eine **Magnetfrequenz** von 90/min über 10 Schläge auf. Das Austauschkriterium von aktuellen Biotronik-Schrittmachern liegt bei einem Abfall der Magnetfrequenz auf eine Frequenz von 80/min. Unter Magnetauflage sind Mode Switch, Hysterese, Überstimulation (DDD+) und PMT-Schutz deaktiviert. Die Batteriespannung liegt üblicherweise anfänglich bei 2,8 V, das **ERI-Kriterium** wird ab einem Spannungsabfall auf ca. 2,5 V erreicht. Bei neueren Modellen gibt das Programmiergerät über die Berechnung der Restlaufzeit bis ERI einen zusätzlichen Hinweis.

Eine Besonderheit der Holterfunktion besteht in der Möglichkeit eines sogenannten **Home Monitoring**. Hierdurch können auffällige Rhythmusereignisse zeitnah (beispielsweise jede Nacht) automatisch per Mobilfunk an ein Schrittmacherzentrum übermittelt werden. Diese Funktion steht bei Modellen mit der Zusatzbezeichnung „-T" für Telemonitoring zur Verfügung, zum Beispiel Cylos DR-T.

Bei chronisch eingestellten Reizamplituden über 2,4 mV wird durch Auftreten eines **Spannungsverdopplers** eine überproportional kürzere Aggregatlaufzeit beobachtet. Deshalb sollten die chronischen Reizamplituden auf 2,4 V programmiert werden, falls hierfür angesichts der Sondenmesswerte eine ausreichende Sicherheit besteht (bereits bei einer Erhöhung der Reizamplitude von 2,4 V auf 2,5 V wird eine kürzere Aggregatlaufzeit um bis zu 10 Monate beobachtet). Bei anderen Herstellern zeigt sich ein vergleichbares Verhalten zwischen 2,5 V und 2,6 V.

Die **atriale Refraktärzeit** (welche einer relativen Refraktärzeit entspricht) kann nur durch Veränderung der totalen atrialen Refraktärzeit eingestellt werden. Die PVARP ergibt sich dann automatisch durch zusätzliche Vorgabe des AV-Intervalls (PVARP = totale atriale Refraktärzeit – AV-Intervall; bei einem dynamisch programmierten AV-Intervall sollte das längste Ruheintervall beachtet werden). Eine sinnvolle PVARP-Einstellung kann über die Durchführung eines retrograden Leitungstests (PVARP Soll = VA-Testintervall unter Addition von 30–50 ms) bestimmt werden.

Das **Farfield Blanking** ist bei Biotronik im Sinne einer postventrikulären atrialen Blankingfunktion zu verstehen und soll die Wahrnehmung von R-Wellen im atrialen Kanal verhindern. Werkseitig ist dieser Wert sehr kurz eingestellt. Er sollte auf ca. 150 ms angehoben werden, um bei Patienten mit Farfield-Sensing falsch positives Mode-Switching zu vermeiden. Bei Patienten mit langsamen Vorhoftachykardien, zum Beispiel typischem Flattern, können lange Farfield-Blanking-Intervalle jedoch Mode-Switching verhindern, sog. „2:1-Lock-In". In diesen Fällen kann der 2:1-Lock-In-Schutz hilfreich sein.

Die **Cross Chanel Blanking-Funktion** dient dem Schutz vor VA- und AV-Übersprechen nach Stimulation in der anderen Kammer. Sie kann im Routinebetrieb in der werkseitigen Einstellung belassen werden.

Die **Mode-Switch-Funktion** sollte nach Ansicht der Autoren bei Zweikammerschrittmachern immer programmiert werden. Sie findet sich unter „X aus Y" und wird dann aktiviert, wenn X aus Y PP-Intervallen (beispielsweise 5 aus 8) schneller als die Interventionsfrequenz sind. Dann erfolgt eine Desynchronisation in den DDI(R)-Modus.

Auch der **PMT-Schutz** sollte bei Zweikammerschrittmachern aktiviert werden.

Biotronik-Schrittmacher bieten verschiedene Hysteresefunktionen. Im Rahmen einer **Frequenzhysterese** lässt das Aggregat zur Erhaltung des Eigenrhythmus Frequenzabfälle bis zur eingestellten Hysteresefrequenz zu. Sinkt die Frequenz noch tiefer, stimuliert der Schrittmacher mit der eingestellten Grundfrequenz. Eine ähnliche Funktion stellt die **AV-Hysterese** bezogen auf die AV-Überleitung dar und bietet somit eine Möglichkeit zur Reduktion der Kammerstimulation.

Wenn eine Frequenzhysterese programmiert wird, dann sollte auch die **Suchfrequenzhysterese** mitprogrammiert werden. Nach 180 stimulierten Zyklen mit der eingestellten Grundfrequenz wird dann für x Zyklen (einzugeben) auf die Hysteresefrequenz umgeschaltet, um einen Eigenrhythmus zu suchen. Diese Funktion wird ebenfalls für die AV-Zeit als **AV-Suchhysterese** angeboten. Daneben kann auch eine dynamische AV-Zeit eingestellt werden, sodass bei einem Frequenzanstieg eine Verkürzung der AV-Zeit erfolgt, was einer physiologischen Herzaktion entspricht.

Der **IRSplus-Modus** der neueren Schrittmachergeneration gibt der spontanen atrioventrikulären Leitung durch permanente Überwachung der AV-Zeit den Vorzug und ist vergleichbar mit dem AAI-Safe-R-Modus der Firma Sorin Group/Ela Medical.

Das **Active Capture Control (ACC)** bietet eine dauerhafte selbsttätige Kontrolle der Elektrodenreizschwelle mit Anpassung der Im-

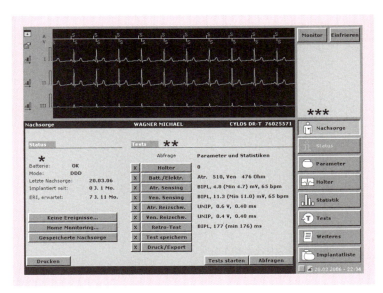

Abb. 4.2: Nachsorgemonitor der Firma Biotronik. Links unterhalb des EKG-Monitors werden Batteriestatus, Stimulationsmodus, erwarteter ERI und rhythmologische Ereignisse angezeigt (∗). Die Nachsorgetests können aus der Leiste rechts daneben direkt (Touchscreen) angesteuert und durchgeführt werden (∗∗). Anschließend erscheinen die gemessenen Testwerte übersichtlich auf dem Nachsorgemonitor. Praktischerweise testet man das Schrittmacheraggregat entsprechend den Vorgaben der Nachsorgeliste von oben nach unten hintereinander durch. Am rechten Bildrand befindet sich die Monitorwahlleiste (∗∗∗).

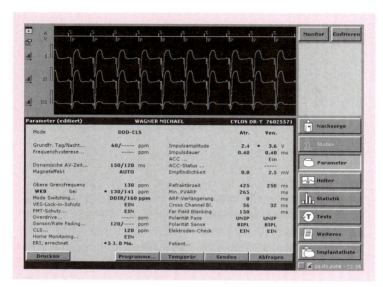

Abb. 4.3: Parametermonitor der Firma Biotronik.

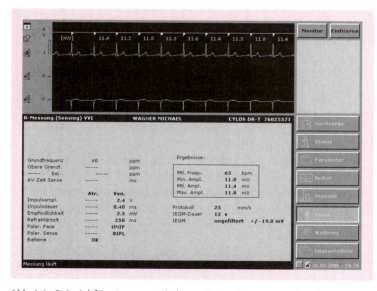

Abb. 4.4: Beispiel für einen ventrikulären Wahrnehmungstest der Firma Biotronik, hier im Testmodus VVI mit einer temporären Frequenz von 40/min. Bei dem gewählten Beispiel handelt es sich um eine vollautomatische R-Wellenmessung.

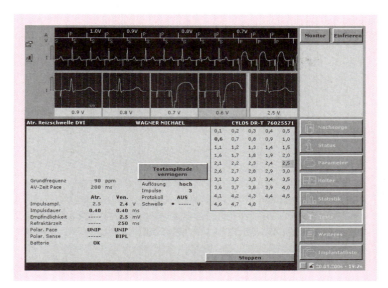

Abb. 4.5: Beispiel für einen atrialen Reizschwellentest der Firma Biotronik im Testmodus DVI. Durch dauerhaftes Betätigen des Buttons „Testamplitude verringern" reduziert sich die Reizschwelle konsekutiv wie eingestellt nach jeweils drei Impulsen, bis der Button wieder freigegeben wird (halbautomatischer Reizschwellentest).

pulsamplitude und kann aktiviert werden, wenn hierfür gute Messwerte vorliegen. Im Falle einer Einstellung auf **ATM (= Automatic threshold monitoring)** erfolgt lediglich ein Überwachen und Aufzeichnen der ventrikulären Reizschwelle, die automatische Capture-Funktion ist dann nicht aktiviert.

Auch der **Elektroden-Check** kann als weitere automatisierte Funktion aktiviert werden. Hier wird die Elektrodenimpedanz dauerhaft geprüft. Bei Werten von unter 200 Ω oder über 3000 Ω wechselt der Schrittmacher dann von bipolarer auf unipolare Stimulation.

4.2   Boston Scientific (Guidant)

Nach Auflage des Telemetriekopfes erfolgt durch Betätigen der Taste „Quick Start" die automatische Erkennung und Abfrage des Schrittmacheraggregates. Alternativ kann über ein Menü der

Schrittmachertyp manuell ausgewählt werden. Die Bildschirmbuttons sind als berührungsempfindliche Tasten auf dem Touchscreen ausgelegt.

Die neueste Variante des Programmiergerätes ist mit einer Sende- und Empfangseinrichtung ausgestattet und somit in der Lage, eine kabellose Fernabfrage und Telemetrie in einer Reichweite von wenigen Metern ohne Auflage des Programmierkopfes durchzuführen. Dies funktioniert mit den entsprechend ausgerüsteten Aggregaten der neuesten Generation. Aus Sicherheitsgründen muss die Abfrage jedoch zu Beginn der Kontrolle mittels Programmierkopf initiiert werden.

Auf dem Gerätegehäuse, rechts neben der Tastatur für den EKG-Schreiber, finden sich mehrere Notfallbuttons. Der linke orangefarbene Button „Stat-Stim" löst nach Betätigung eine notfallmäßige

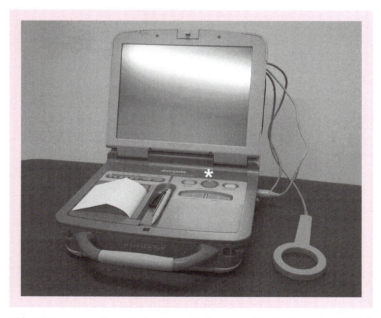

Abb. 4.6: Programmiergerät der Firma Boston Scientific/Guidant einschließlich der mit (∗) markierten Notfalltasten (links [orange]: Notfall-VVI, mittig [rot]: Unterdrückung der Schockabgabe/Therapie bei ICDs, rechts [gelb]: Schockabgabe bei ICDs).

VVI-Stimulation aus, der rechte gelbe Button „Stat-Defib" eine notfallmäßige Schockabgabe bei ICDs. Der mittlere rote Button „Therapie ableiten" unterdrückt Therapieabgaben des Defibrillators.

Die Magnetauflage wird durch Einschalten der entsprechenden Bildschirmtaste oder Auflage eines Magneten erreicht. Die bei Guidant übliche **Magnetfrequenz** beträgt 100/min. Bei einem Abfall auf 85/min ist das Austauschkriterium **(ERI-Kriterium)** erreicht. Dies kann allerdings bei älteren Aggregaten variieren, sodass immer eine Überprüfung dieses Kriteriums anhand des entsprechenden Handbuches erfolgen muss. Die Batteriespannung liegt anfänglich meist bei 2,8 V.

Das Vermeiden einer unnötigen Kammerstimulation und die Bevorzugung der eigenen intrinsischen Überleitung wird durch die Funktion **AV-Suchhysterese** ermöglicht. Hierbei wird die AV-Zeit in zu programmierenden Abständen verlängert, um eine etwaige eigene Überleitung zu ermöglichen. Die **dynamische AV-Zeit** verkürzt frequenzabhängig die programmierte AV-Zeit (einzugeben sind eine maximale und minimale AV-Verzögerung), um die physiologische frequenzabhängige Verkürzung der AV-Zeit nachzubilden.

Die **Frequenzhysterese** ermöglicht, dass der Eigenrhythmus die untere Grenzfrequenz um den zu programmierenden Wert unterschreitet, ohne dass eine Stimulation erfolgt. Bei weiterer Unterschreitung wird mit der normalen Interventionsfrequenz stimuliert. Bei Aktivierung der **Suchhysterese** verringert der Schrittmacher automatisch und in programmierbaren Abständen wiederholt die Stimulationsfrequenz, um eine etwaige intrinsische Aktivität zu finden und zu bevorzugen.

Bei der Detektion atrialer Tachykardien durch den Schrittmacher wird die Triggerung dieser und damit die schnelle Überleitung auf den Ventrikel durch die Funktion **Atriale Tachy-Reaktion** verhindert. Dieser **Mode Switch** wird bei Überschreiten einer programmierbaren Grenzfrequenz ausgelöst. Hierbei kann gesondert programmiert werden, wie viele einzelne tachykarde Ereignisse vorliegen müssen, um das Kriterium der Tachyarrhythmie zu erfüllen (1 – 8 Zyklen, **ATR-EIN-Zähler**). Die Umschaltung kann dann sofort erfolgen oder nach einer zu programmierenden Latenzzeit

(**ATR-Dauer**). Dadurch können häufige Mode-Switch-Ereignisse bei nur kurzen atrialen Tachykardien verhindert werden. Ebenso wird definiert, wie viele Ereignisse unterhalb der atrialen Tachykardieerkennungsfrequenz liegen müssen, um den Mode Switch zu beenden (1–8 Zyklen, **ATR-AUS-Zähler**). Um plötzliche Frequenzabfälle im Rahmen des Mode Switches zu verhindern, kann entweder auf eine sensoradaptierte Frequenz (R-Funktion, z. B. DDIR) oder eine speziell zu programmierende Grenzfrequenz (**ATR-LRL**) umgeschaltet werden.

Die **Ventrikuläre Frequenzregulierung VRR** moderiert die Ventrikelfunktion bei übergeleiteten Vorhofarrhythmien. Die unterschiedlichen Ventrikelzykluslängen der absoluten Arrhythmie sollen durch moderate Anhebung der ventrikulären Stimulation harmonisiert und damit die subjektive Symptomatik gebessert werden. Die Stimulationsfrequenz kann anhand der Speicherdaten angepasst werden.

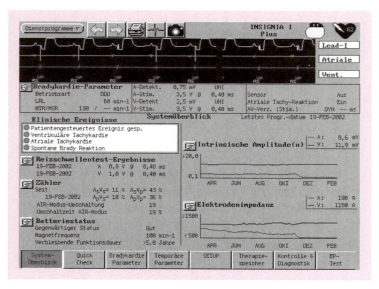

Abb. 4.7: Systemüberblick-Bildschirm der Firma Boston Scientific/Guidant. Neben Holterinformationen findet man einen Überblick über den Batteriestatus und wesentliche Bradykardieparameter. Am unteren Bildrand befindet sich das Hauptmenü mit der Auswahlleiste.

Die **Atriale Stimulationspräferenz APP** erhöht bei Detektion atrialer Ereignisse die atriale Stimulationsfrequenz und soll durch diese Überstimulation das Auftreten von Vorhofflimmern reduzieren.

Plötzliche Frequenzschwankungen können durch die Funktion **Frequenzglättung** abgemildert werden. Hierbei werden starke Schwankungen der atrialen Frequenz nicht direkt auf die Kammer übertragen. Das bedeutet, dass bei einem starken Frequenzanstieg nicht jeder atriale Impuls sofort auf die Kammer übertragen wird, sondern eine langsame Frequenzanhebung der Kammer erfolgt. Umgekehrt gilt dies auch bei einem Frequenzabfall.

Die Funktion **Spontane Bradykardie Reaktion** verhindert plötzliche Frequenzabfälle, wie sie zum Beispiel bei der kardioinhibitorischen Form des Karotissinus-Syndroms auftreten. Der Schrittmacher reagiert mit einer kurzen Erhöhung der Stimulationsfrequenz.

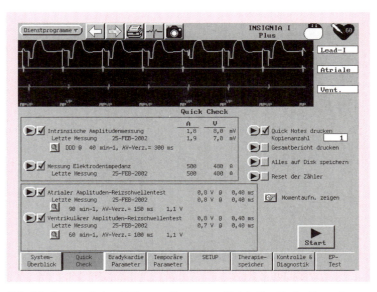

Abb. 4.8: Automatisches Follow-up-Programm (Quick Check) der Firma Boston Scientific/Guidant. Hier findet sich eine Darstellung diverser aktueller und bisheriger Messergebnisse. Stimulationsmodus, AV-Verzögerung und Stimulationsfrequenz der verschiedenen Messungen können durch Betätigen der Lupe eingestellt werden, der jeweilige Test kann dann über das Pfeilsymbol gestartet werden.

Das Auftreten endloser schrittmacherinduzierter Tachykardien soll durch die Funktion **PMT-Terminierung** verhindert werden. Die Tachykardien werden durch die stabilen VA-Intervalle erkannt und durch eine Verlängerung der PVARP terminiert, wodurch das folgende atriale Ereignis in die Refraktärzeit fällt.

Die Option **PVARP nach VES** verlängert einmalig die PVARP nach einer VES und verhindert damit die Detektion und Überleitung einer retrograden P-Welle.

Die **Frequenzadaptation** erfolgt über den internen **Sensor**. Dieser stützt sich auf einen Akzelerometer, bei einigen Aggregaten zusätzlich auf die Erfassung des Atemminutenvolumens.

Die Funktion **Automatic Capture** beinhaltet eine automatische ventrikuläre Reizschwellenmessung, anhand deren Ergebnisse der Schrittmacher automatisch die Stimulationsenergie anpasst. Dadurch wird eine ergonomische und batteriesparende Stimulation ermöglicht.

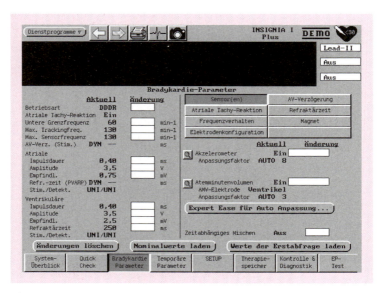

Abb. 4.9: Der Bradykardieparameter-Bildschirm der Firma Boston Scientific/ Guidant bietet einen Überblick über wesentliche Schrittmachereinstellungen. In den weißen Feldern können gewünschte Veränderungen dieser Parameter eingegeben werden.

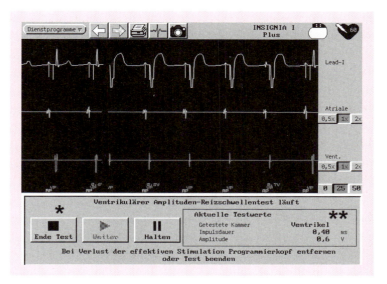

Abb. 4.10: Beispiel eines laufenden Reizschwellentests der Firma Boston Scientific/Guidant. Links unten (*) befinden sich die Buttons zum Beenden und Pausieren des Tests. Rechts unten (**) erfolgt die Darstellung der aktuellen Testparameter.

4.3 Medtronic

Das Schrittmacherkontrollgerät der Firma Medtronic beinhaltet auch die Software zur Nachsorge von Aggregaten der Firma Vitatron. Beim Start des Systems wird die Firmensoftware automatisch gestartet, mit der zuletzt gearbeitet wurde. Über ein Funktionsfeld in der Mitte des unteren Bildschirmrandes kann auf die jeweils andere Softwarevariante umgestellt werden. Das Anwählen der verschiedenen Bildschirmbuttons ist nur mit einem beiliegenden Zeigestift möglich.

Die neueste Variante des Programmiergerätes ist in der Lage, über einen Sender eine kabellose Fernabfrage und Telemetrie durchzuführen. Das bedeutet, dass der Programmierkopf nicht mehr auf das Schrittmacheraggregat aufgelegt werden muss, sondern der Kontakt bereits in einer Entfernung von wenigen Metern hergestellt werden kann. Derzeit verfügen einige neuere ICD-Aggregate der

Firma Medtronic über die entsprechenden Sendeeinrichtungen. Die nächste Schrittmachergeneration soll ebenfalls mit diesem Feature ausgestattet werden.

Die Erkennung und Abfrage des Schrittmacheraggregates wird nach Aktivieren des entsprechenden Bildschirmbuttons automatisch durchgeführt. Alternativ kann über ein Menü der Schrittmachertyp manuell ausgewählt werden.

Links neben dem Bildschirm findet sich der rote Notfallbutton, durch dessen Betätigung das Aggregat unverzüglich in einen VVI-Rhythmus übergeht.

Die Magnetauflage wird durch Einschalten der entsprechenden Bildschirmtaste erreicht. Hierdurch tritt üblicherweise eine **Magnetfrequenz** von 85/min auf, bei älteren Aggregaten 100/min für drei Schläge, anschließend 85/min. Das Austauschkriterium von

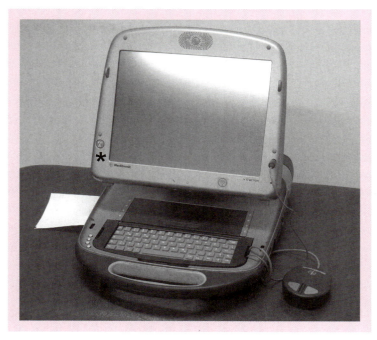

Abb. 4.11: Programmiergerät der Firma Medtronic; links neben dem Bildschirm befindet sich der rote Notfall-VVI-Button (*).

Medtronic-Schrittmachern ist im Regelfall bei einem Abfall der Magnetfrequenz auf eine Frequenz von 65/min gegeben. Hier treten allerdings insbesondere bei älteren Aggregaten Abweichungen auf, sodass die entsprechenden Herstellerangaben überprüft werden müssen. Unter Magnetauflage (Betriebsart V00 oder D00) sind Mode Switch, Hysterese, Überstimulation (DDD+) und PMT-Schutz deaktiviert. Nach Beendigung der Nachsorge ist für eine gewisse Zeit keine Magnetfrequenz durch Magnetauflage provozierbar.

Neben den üblichen Stimulationsformen verfügen die neuen Aggregate der Firma Medtronic über einen firmenspezifischen Modus, der zur Minimierung einer unnötigen ventrikulären Stimulation in Phasen mit zumindest zeitweise ausreichender AV-Leitung beitragen soll (ähnlich dem AAI-SafeR-Modus der Firma Ela Medical/Sorin Group).

Dieser **Managed Ventricular Pacing MVP-Modus** gibt der spontanen atrioventrikulären Leitung folgenderweise den Vorzug:
- Der MVP-Modus gibt grundsätzlich dem Schrittmacherbetrieb im AAI-Modus Priorität.
- Nach Ausfall eines Kammerkomplexes erfolgt ein ventrikulärer Sicherheitsstimulus ohne Umschaltung in den DDD-Modus.
- Umschaltung von AAI- zu DDD-Stimulation erfolgt nach 2 der letzten 4 A-A Intervalle, die kein übergeleitetes VS-Ereignis zeigen.

Die Rückschaltung des Modus von DDD- zu AAI-Stimulation erfolgt nach einer erfolgreichen AV-Überleitung bei versuchsweiser AAI-Stimulation; das Intervall der AV-Überleitungsprüfung wird sukzessive verlängert (minütlich bis hin zu alle 16 Stunden nach dem Wechsel in den DDD-Modus).

Der **kardiale Kompass** stellt eine informative Holterfunktion für rhythmologische Ereignisse dar, die graphisch und textlich aufgearbeitet und als Ausdruck präsentiert werden. Die Funktion kann aus der entsprechenden Menüleiste gedruckt werden.

Der **Therapy Guide** schlägt Programmierungsmuster für spezielle Erkrankungen vor. Hierbei werden vom Benutzer wichtige Eckdaten (Alter, Grunderkrankung etc.) eingegeben, aus denen das

Programm die für diese Subpopulation gebräuchlichste Parameter-
programmierung vorschlägt. Die Vorschläge sollten nach individuellen klinischen Kriterien kritisch überdacht werden.

Nach der Programmierung einer **Frequenzhysterese** lässt das Aggregat zum Erhalt des Eigenrhythmus Frequenzabfälle bis zur eingestellten Hysteresefrequenz zu. Sinkt die Frequenz noch tiefer, stimuliert der Schrittmacher mit der eingestellten Grundfrequenz.
Daneben verfügen die Zweikammeraggregate über eine AV-Hyste-
rese-Funktion, die **AV-Search-Funktion.** Hierbei soll durch eine
Verlängerung der AV-Zeit eine eigene Überleitung ermöglicht
werden. Daneben kann auch ein frequenzadaptives AV-Intervall
(RAAV = Rate Adopted AV) programmiert werden, sodass bei
einem Frequenzanstieg eine Verkürzung der AV-Zeit erfolgt, was
der physiologischen Herzaktion nachempfunden ist.

Eine automatische Reizschwellentestung, das sogenannte **Capture
Management** (ventrikuläres oder atriales Capture Management;
VCM oder **ACM**), kann sowohl für den Ventrikel als auch für das
Atrium programmiert werden. Hierbei erfolgt eine automatische
Einstellung einer möglichst niedrigen und damit energiesparenden
Stimulationsenergie. Zusätzlich kann der **Elektrodenmonitor** als
weitere automatisierte Sicherheitsfunktion zur dauerhaften Prüfung
der Elektrodenimpedanzen bei jedem Stimulus aktiviert werden.

Die **Mode-Switch-Funktion** soll die schnelle Überleitung von Vorhoftachykardien auf die Kammer durch passageres Umschalten in
einen DDI(R)-Modus verhindern. Diese sollte, wie bereits erwähnt,
nach Meinung der Autoren immer programmiert werden, wenn ein
Zweikammermodus (DDD) eingestellt ist. Je nach Aggregat kann
die Interventionsfrequenz und die Erkennungsdauer, also wie viele
hintereinander folgende atriale Ereignisse die Interventionsfrequenz
überschritten haben müssen, gesondert programmiert werden.

Daneben existieren spezielle Algorithmen zur Prophylaxe atrialer
Tachykardien oder Tachyarrhythmien. Die **atriale Stimulationspräferenz APP** sorgt für eine vorwiegend atriale Stimulation auf
Kosten der intrinsischen Vorhofaktion durch Verkürzung des In-
tervalls zwischen zwei Vorhofaktionen. Suchintervall, Ausmaß der
zeitlichen Verkürzung und Maximalfrequenz können hierbei gesondert programmiert werden.

Beim **Post Mode Switch Overdrive Pacing (PMOP)** erfolgt nach Ende der Mode-Switch-Episode eine Überstimulation im DDI-Modus mit programmierbarer Frequenz und Dauer.

Die **NCAP (= Nicht konkurrierende atriale Stimulation)** soll Tachyarrhythmien verhindern, indem nach einer atrialen Extrasystole während der relativen atrialen Refraktärphase die nachfolgende atriale Stimulation um einen programmierbaren Wert verzögert wird.

Zusätzlich existiert ein Modus, der bei absoluter Arrhythmie die Intervalle zwischen den einzelnen Kammeraktionen harmonisiert **(Ventricular Response Pacing, VRP)**, die RR-Variabilität verringert und längere ventrikuläre Pausen im Rahmen der Vorhofflimmerepisode verhindern soll.

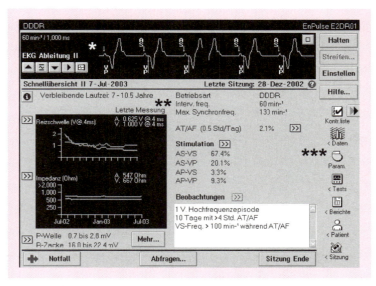

Abb. 4.12: Übersichtsmonitor der Firma Medtronic. Am oberen Bildrand (∗) befindet sich der EKG-Monitor mit Einstellmöglichkeiten wie Ableitungswahl oder Annotation rechts daneben. Darunter (∗∗) findet man eine Datenschnellübersicht (Batteriestatus, Modus, erwarteter ERI, rhythmologische Ereignisse im Beobachtungen-Fenster), wobei durch Anklicken der Rautensymbole detailliertere Informationen aufgerufen werden können. Am rechten Bildrand (∗∗∗) zeigt sich das Hauptmenü mit der Monitorwahlleiste.

Die **PMT-Intervention** dient zur Detektion von schrittmacherinduzierten Tachykardien und terminiert diese durch Verlängerung der PVARP, wodurch das retrograd geleitete atriale Wahrnehmungsereignis refraktär ist. Unterstützend wirken die Möglichkeiten der **automatischen PVARP** und **sensorassoziierten PVARP,** bei denen im niedrigen Frequenzbereich die PVARP verlängert und in höheren Frequenzbereichen entsprechend verkürzt wird. Hierdurch wird ein besserer Schutz vor retrograden Ereignissen im niedrigen Frequenzbereich bei gleichzeitig höherer 2:1-Blockschwelle im höheren Frequenzbereich erreicht. Die entsprechende Steuerung erfolgt bei der automatischen PVARP über die mittlere atriale Frequenz, bei der sensorassoziierten PVARP über die Sensordaten. Die **VES-Reaktion** verlängert einmalig die PVARP nach einer VES und verhindert damit die Detektion und Überleitung einer retrograden P-Welle.

Die Einrichtung einer **Schlaffunktion** lässt für eine programmierte Zeit die Interventionsfrequenz abfallen, um in der Nacht eine physiologischerweise niedrigere Herzfrequenz zu erlauben.

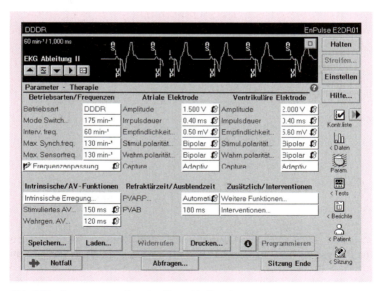

Abb. 4.13: Parametermonitor der Firma Medtronic.

Bei **Sensing Assurance** erfolgt die automatische Anpassung der atrialen und ventrikulären Empfindlichkeit.

Bei Aktivierung der **Sinuspräferenz** wird bei aktiviertem Sensor innerhalb gewisser Grenzen nach einer niedrigeren intrinsischen Eigenfrequenz gesucht, um die Hämodynamik zu verbessern.

Die **Frequenzabfallreaktion** ist bestimmt für Patienten mit symptomatischen Frequenzabfällen, zum Beispiel beim Karotissinus-Syndrom. Der Schrittmacher reagiert mit einer kurzen Erhöhung der Stimulationsfrequenz.

Ein Feature speziell für ICDs- und CRT-ICDs ist die **OptiVol-Funktion**. Hierbei wird anhand des elektrischen Widerstandes im Thorax die Flüssigkeitsbelastung der Lunge errechnet. Das Aggregat kann dann durch ein akustisches Signal eine Warnmeldung abgeben und so den Patienten frühzeitig einer regulierenden Behandlung zuführen.

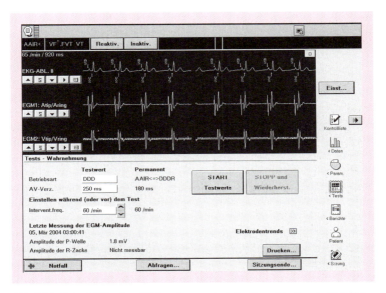

Abb. 4.14: Beispiel für einen Wahrnehmungstest der Firma Medtronic. Links können die passageren Testparameter (Testwert) eingegeben werden. Durch Betätigung des Buttons „START Testwerte" wird der automatische Test gestartet, durch den Button rechts daneben wird der Test beendet und die normale Programmierung wiederhergestellt.

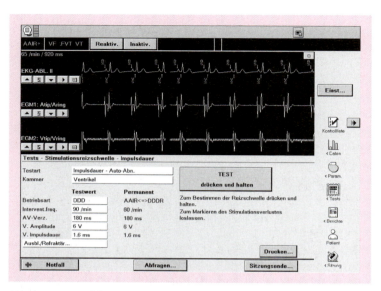

4

Abb. 4.15: Beispiel für eine Reizschwellentestung der Firma Medtronic. Im oberen Bereich können die intrakardialen EGM-Signale und ein angelegtes Oberflächen-EKG verfolgt werden. Links unten werden die passageren Testparameter eingegeben. Durch Drücken des Buttons „TEST drücken und halten" wird der Test gestartet und bei Loslassen des Buttons automatisch gestoppt.

4.4   Vitatron

Zur Nachsorge von Herzschrittmachern der Firma Vitatron wird dasselbe Kontrollgerät wie von der Firma Medtronic verwendet. Beim Start des Systems wird die Firmensoftware automatisch gestartet, mit der zuletzt gearbeitet wurde. Über ein Funktionsfeld in der Mitte des unteren Bildschirmrandes kann auf die jeweils andere Softwarevariante umgestellt werden. Das Anwählen der verschiedenen Bildschirmbuttons ist nur mit einem beiliegenden Zeigestift möglich.

Die Erkennung und Abfrage des Schrittmacheraggregates wird nach Aktivieren des entsprechenden Bildschirmbuttons automatisch durchgeführt. Außerdem kann über ein Menü der Schrittmachertyp manuell ausgewählt und das entsprechende Demoprogramm gestartet werden.

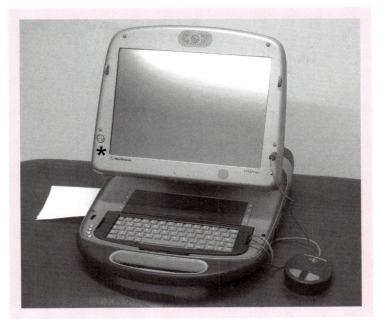

Abb. 4.16: Programmiergerät der Firma Vitatron; links neben dem Bildschirm befindet sich der rote Notfall-VVI-Button (∗).

Links neben dem Bildschirm findet sich der rote Notfallbutton, durch dessen Betätigung das Aggregat unverzüglich in einen VVI-Rhythmus übergeht.

Die Magnetauflage wird durch Einschalten der entsprechenden Bildschirmtaste erreicht. Die normale **Magnetfrequenz** beträgt üblicherweise 100/min. Bei einem Abfall auf 95/min werden kürzere Kontrollintervalle empfohlen, ab 86/min ist das Austauschkriterium erreicht. Diese Angaben können jedoch für einige ältere Aggregate nicht zutreffen, sodass eine Überprüfung der Angaben für das jeweilige Aggregat erfolgen muss.

Der **Therapieberater** analysiert während der initialen Abfrage die erhobenen Daten, Messwerte und Arrhythmieereignisse, weist auf Besonderheiten hin und schlägt entsprechende Programmierungen vor. Die Vorschläge sollten nach individuellen klinischen Kriterien kritisch überdacht werden.

Es existieren zwei spezielle Programme zur Vermeidung einer unnötigen Stimulation. Diese können gesondert sowohl für das Atrium als auch den Ventrikel programmiert werden.

Refined Atrial Pacing (RAP) arbeitet mit einer Hysterese im Vorhof, das heißt, das Erwartungsintervall wird um den programmierten Wert verlängert, um die natürliche Vorhofaktivität zu bevorzugen.

Refined Ventricular Pacing (RVP) verlängert nach einer wahrgenommenen eigenen Überleitung oder in festzulegenden regelmäßigen Abständen (alle 30, 60 oder 120 Zyklen) die AV-Zeit um ein programmiertes Zeitintervall (60, 80, 100 oder 120 ms), um die eigene AV-Überleitung zu erhalten.

Durch Einstellung einer **Hysterese** in Einkammermodi wird festgelegt, wie weit der spontane Sinusrhythmus des Patienten die Basisfrequenz unterschreiten darf, ohne dass eine Stimulation erfolgt. Bei weiterer Unterschreitung wird mit der normalen Interventionsfrequenz stimuliert. Bei bedingter Hysterese ist die Hysteresefunktion während hoher Eigenfrequenzen inaktiv, um zu große Frequenzabfälle zu verhindern.

Die schnelle Überleitung von Vorhoftachykardien durch den Herzschrittmacher auf den Ventrikel wird durch den **Mode Switch** verhindert. Dabei verwendet Vitatron ein Beat-to-Beat-System, das heißt, jeder Schlag wird analysiert und als physiologisch oder pathologisch kategorisiert und kann den Moduswechsel in DDI(R) auslösen bzw. den Rückwechsel in den normalen Stimulationsmodus. Um plötzliche Frequenzabfälle beim Moduswechsel zu verhindern, existieren außer der Frequenzadaption zwei Sonderfunktionen. Zum einen wird bei **Flywheel** im Rahmen des Mode Switches die Frequenz zunächst um maximal 15/min unter die vorherige mittlere Sinusfrequenz gesenkt, in der Folge erfolgt eine langsame weitere Absenkung bis auf die untere Grenzfrequenz. Zum anderen existiert eine separat programmierbare **Tachy-Fallback-Frequenz.**

Bei Vitatron existieren mehrere spezielle Algorithmen zur Prophylaxe und Therapie atrialer Tachykardien oder Tachyarrhythmien. Einige davon arbeiten mit getriggerter Überstimulation, andere mit kontinuierlicher Überstimulation:

Die **Post-Exercise Response (PER)** korrigiert sensorgesteuert einen überschießenden Frequenzabfall nach einer körperlichen Belastung und soll so Bradykardie- bzw. vagal getriggertes Vorhofflimmern verhindern.

PAC-Suppression (Premature Atrial Contraction Suppression) hebt bei Auftreten einer vorzeitigen Vorhofaktion die atriale Frequenz durch Stimulation für eine begrenzte Zeit an, um weitere atriale Extrasystolen zu unterdrücken.

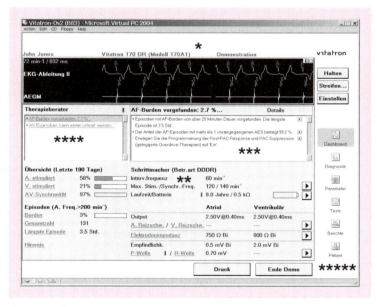

Abb. 4.17: Übersichtsmonitor (Dashboard) der Firma Vitatron. Oben befindet sich der EKG-Monitor (*) mit Einstellmöglichkeiten (Ableitungswahl, Annotation etc.) rechts daneben. Im Hauptfeld darunter (**) befindet sich eine ausführliche Datenübersicht (Batteriestatus, Modus, erwartete ERI etc.). Rhythmologische Ereignisse werden im Therapieberater links darüber angezeigt (****). Daneben werden Details der Meldungen und Vorschläge zur Umprogrammierung dargestellt (***). Am rechten Rand befindet sich das Hauptmenü mit der Monitorwahlleiste (*****). Die verschiedenen Testverfahren können entweder direkt aus dem Übersichtsmenü heraus aktiviert werden (Betätigung der Pfeilsymbole rechts neben „A. Reizschwelle", „V. Reizschwelle", „P-Welle", „R-Welle" etc.) oder aus der Monitorleiste durch Aktivieren des Buttons „Tests".

Bei **Post PAC-Response** wird nach einer vorzeitigen atrialen Kontraktion mit einem verkürzten Erwartungsintervall ein Vorhofstimulus gesetzt, um keine postextrasystolische Pause auftreten zu lassen.

Post AF Response sorgt für eine kontinuierliche Überstimulation im DDD-Modus mit programmierbarer Frequenz und Dauer nach Ende der Mode-Switch-Episode und damit der atrialen Arrhythmie.

Pace Conditioning ist eine atriale Überstimulation. Dabei wird die intrinsische Frequenz um bis zu 15/min oberhalb der intrinsischen Frequenz überstimuliert.

Ähnlich arbeitet **Rate Soothing**, hier wird die intrinsische Frequenz allerdings nur mit ca. 3/min über der intrinsischen Frequenz überstimuliert.

Die **Ventrikuläre Frequenzstabilisierung (VRS)** harmonisiert im Vorhofflimmern die RR-Intervalle. Dadurch werden die Abstände

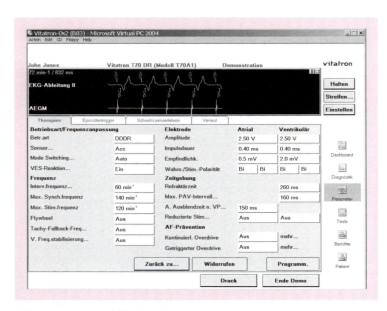

Abb. 4.18: Parameterbildschirm der Firma Vitatron.

zwischen den einzelnen Kammeraktionen zeitlich angeglichen, die RR-Variabilität verringert und längere ventrikuläre Pausen im Rahmen der Vorhofflimmerepisode verhindert.

Die **PMT-Intervention** dient zur Detektion von schrittmacherinduzierten Tachykardien und terminiert diese durch Mode Switch in den DDI(R)-Modus und aktive Resynchronisation mit einem atrialen Stimulus.

Die **VES-Reaktion** verlängert einmalig das Auslöseintervall nach einer VES, um die Erkennung spontaner P-Wellen zu erleichtern.

Die **Frequenzadaptation** erfolgt über den internen Sensor, der sich auf ein Akzelerometer und die Analyse der QT-Zeit stützt. Beide Möglichkeiten können auch einzeln aktiviert werden.

Die Einrichtung der **Nachtfrequenz** senkt die nächtliche Frequenz für ein programmierbares Zeitintervall schrittweise ab, um in der

4

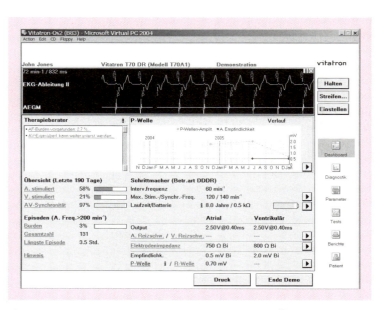

Abb. 4.19: Durch Anklicken des Buttons „P-Welle" am Übersichtsbildschirm (Dashboard) erfolgt die Darstellung der P-Wellenamplitude und -empfindlichkeit über maximal sechs Nachsorgesitzungen, durch Aktivieren des Pfeiles am rechten Rand daneben kann die aktuelle P-Wellen-Messung durchgeführt werden.

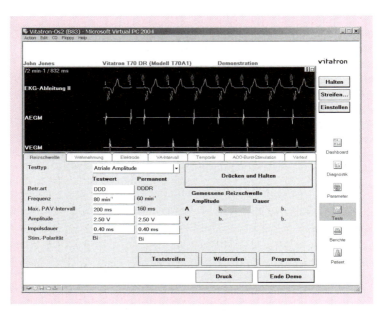

Abb. 4.20: Beispiel eines Reizschwellentests der Firma Vitatron, hier der atrialen Amplituden-Reizschwelle. Links werden die passageren Testparameter eingegeben und angezeigt. Durch Betätigen des Buttons „Drücken und Halten" wird der Test gestartet, bei Loslassen des Buttons automatisch gestoppt und der Testwert angezeigt.

Nacht eine physiologischerweise niedrigere Herzfrequenz zu erlauben.

Die Funktion **Sudden rate drop intervention** verhindert plötzliche Frequenzabfälle, zum Beispiel bei dem Typ des kardioinhibitorischen Karotissinus-Syndroms. Der Schrittmacher reagiert mit einer zeitlich begrenzten, programmierbaren Erhöhung der Stimulationsfrequenz.

4.5 Sorin Group (Ela Medical)

Bei Auflegen des Abfragekopfes erkennt die Software des Sorin-Abfragegerätes in einigen Fällen das Schrittmacheraggregat automatisch, wodurch sich ein detaillierter Parameterbildschirm selbsttätig öffnet (Sorin Biomedica Schrittmacher). Bei anderen Geräten (So-

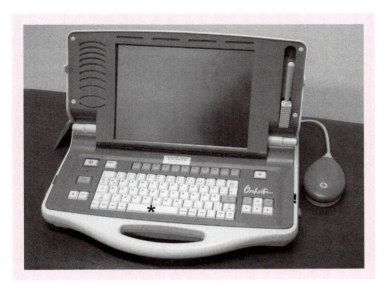

Abb. 4.21: Programmiergerät der Firma Sorin Group/Ela Medical. Eine Besonderheit dieses Gerätes ist die Möglichkeit, den Reizschwellentest durch die „Blank"-Taste (∗) zu beenden.

rin Group oder Ela Medical Schrittmacher) muss nach dem Auflegen des Programmierkopfes die Taste „Abfrage" gedrückt werden.

Ein ausführliches **Hilfemenü** lässt sich über den Button „?" in der oberen Funktionsleiste direkt aufrufen.

Die **Magnetfrequenz** liegt bei Ela Schrittmachern zu „Begin of Life" bei 96/min, bei Sorin Schrittmachern variiert die Magnetfrequenz zwischen 80 und 90/min. Das Austauschkriterium liegt bei Ela Schrittmachern bei einer Magnetfrequenz von ca. 80 und bei Sorin Schrittmachern meistens abzüglich 7 Schläge/min ausgehend von der Magnetfrequenz bei BOL.

Daneben gibt es weitere Austauschkriterien wie eine Zunahme der SF-Periodendauer (beispielsweise um 100 ms) oder ein Verlust der R-Funktion.

Aufgrund der von Aggregat zu Aggregat unterschiedlichen Austauschkriterien müssen die schrittmacherspezifischen Angaben in jedem Fall beachtet werden.

4

AIDA stellt eine informative Holterfunktion für rhythmologische Ereignisse dar. Sie kann wie alle Untermenüs direkt in der am unteren Bildschirmrand befindlichen Menüleiste geöffnet werden. Hierbei steht ein automatischer Interpretations- und Diagnoseassistent wie auch eine EGM-Funktion mit synchroner Markerspeicherung zur Verfügung.

Neben den üblichen Stimulationsformen stellt Sorin Group zwei firmenspezifische Modi zur Verfügung, welche jeweils zur Minimierung einer unnötigen ventrikulären Stimulation in Situationen mit zumindest zeitweise ausreichender AV-Leitung beitragen sollen.

Der **AAIsafeR-Modus** gibt der spontanen atrioventrikulären Leitung folgenderweise den Vorzug:
- Der AAIsafeR-Modus gibt grundsätzlich dem Schrittmacherbetrieb im AAI-Modus Priorität.
- Die Umschaltung von AAI- zu DDD-Stimulation erfolgt nach zwei konsekutiven nicht übergeleiteten P-Wellen (dies wird als AV-Block Grad III interpretiert).
- Die Umschaltung von AAI- zu DDD-Stimulation erfolgt ferner nach drei nicht übergeleiteten P-Wellen innerhalb 12 atrialer Zyklen (dies wird als AV-Block Grad II interpretiert).
- Die Umschaltung von AAI- zu DDD-Stimulation erfolgt ferner nach 7 konsekutiven Zyklen mit verlängerter (Wert programmierbar) spontaner Überleitung (dies wird als AV-Block Grad I interpretiert).
- Die Umschaltung von AAI- zu DDD-Stimulation erfolgt schließlich auch bei einer ventrikulären Pause, die die programmierte Höchstdauer überschreitet (üblicherweise 3 Sekunden).

Die Rückschaltung des AAIsafeR-Modus von DDD- zu AAI-Stimulation erfolgt:
- nach 12 konsekutiven intrinsischen Überleitungen,
- nach automatischem Test auf intrinsische Überleitung im Anschluss an 100 ventrikulär stimulierte Zyklen,
- bei detektiertem anhaltendem AV-Block erfolgt mindestens ein Versuch der Rückschaltung täglich.

Auch der Modus **DDD/AMC** gibt der spontanen atrioventrikulären Überleitung im Sinne eines automatischen Moduswechsels den Vorzug. Eine AV-Monitoringperiode gestattet geringe Abweichungen des spontanen AV-Delays (das AV-Delay kann jedoch über den gesamten programmierbaren Wertebereich automatisch angepasst werden). Erfolgt während dieser Periode jedoch keine ventrikuläre Wahrnehmung, schaltet der Schrittmacher bis zur Detektion einer normalen AV-Überleitung in den DDD-Modus um.

Eine **Frequenzbeschleunigungsfunktion** dient zur Unterdrückung kardialer Pausen und steht nur im DDD/AMC-Modus zur Verfügung. Hierbei wird die Stimulationsfrequenz Schritt um Schritt erhöht, wenn ein abrupter Abfall der Sinusfrequenz wahrgenommen wird. Nach Erreichen des maximalen Prozentsatzes wird die Frequenz langsam nach einem Smoothing-Prinzip wieder abgesenkt.

Bei Frequenzen, die zwischen der Basisfrequenz und der Maximalfrequenz liegen, wird das **automatische AV-Delay** bei jedem Zyklus vom Schrittmacher anhand einer linearen Beziehung zwischen dem AV-Delay und der Frequenz berechnet. Begrenzt wird das AV-Delay jeweils von einem Ruhe- und einem Belastungs-AV-Delay.

Die **Autosensingfunktion** gestattet die automatische Anpassung der atrialen und ventrikulären Empfindlichkeit. Die Empfindlichkeit wird konstant auf ein Drittel der mittleren Amplitude der letzten 8 Zyklen eingestellt.

Die **Autothresholdfunktion (ventrikulär)** gestattet die automatische Anpassung der Amplitude der Ventrikelstimulation anhand der Ergebnisse eines vom Aggregat selbstständig durchgeführten Schwellentests. Der Test wird alle 6 Stunden durchgeführt. Steht die Funktion auf „Auto", so wird die Stimulationsamplitude auf das Doppelte der Reizschwelle programmiert.

Der **Fall-Back-Modeswitch** soll längere Ventrikelstimulationen mit hoher Frequenz über die Dauer einer anhaltenden Vorhofarrhythmie durch Umschaltung in den DDI-Modus vermeiden.

Funktionsweise:
- Die Arrhythmie wird anhand des sprunghaften Anstiegs des Vorhofrhythmus identifiziert.
- Nach Bestätigung der Arrhythmie schaltet der Schrittmacher in den DDI-Modus, wobei sich die Stimulationsfrequenz langsam bis auf Basisfrequenz, sensorgesteuerte Frequenz oder Ruhefrequenz verringert.

- Sobald die Arrhythmie nicht mehr wahrgenommen wird, wird die ventrikuläre Stimulationsfrequenz langsam auf die atriale oder sensorgesteuerte Frequenz angehoben; anschließend schaltet der Schrittmacher zurück in den DDD-Modus.

Die **Frequenzhysterese** ermöglicht, dass der Eigenrhythmus die untere Grenzfrequenz um den zu programmierenden Wert unterschreitet, ohne dass eine Stimulation erfolgt.

Die Ela-Zweikammerschrittmacher verfügen über einen automatischen **PMT-Schutz**. Wahrgenommene ventrikuläre Extrasystolen starten eine Refraktärzeit von 500 ms. In dieses Zeitfenster einfallende P-Wellen triggern kein AV-Delay. Wenn der PMT-Algorithmus eine PMT erkennt, verlängert der Schrittmacher die atriale Refraktärperiode einmalig auf 500 ms, um die PMT zu beenden. Bei wiederholtem Auftreten von PMTs kann der Schrittmacher durch einen Umprogrammiermodus das Ruhe- sowie Belastungs-AV-Delay permanent verringern.

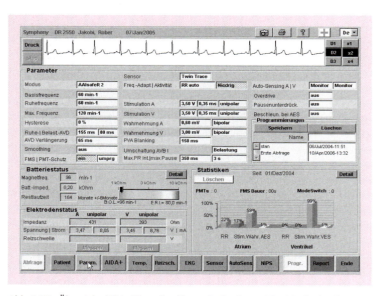

Abb. 4.22: Übersichtsbildschirm der Firma Sorin Group/Ela Medical. Die Parameter befinden sich in der oberen Hälfte, die Batterie- und Sondenwerte links unten und die statistischen Daten rechts unten. Am unteren Bildrand befindet sich die Monitorwahlleiste.

Die Frequenzadaptation **„Twin Trace"** wird mittels zweier Sensoren, Atemminutenvolumen (AMV) und Akzelerometer (G), an die körperliche Aktivität des Patienten angepasst. Die Frequenzadaptation ist nur solange aktiv, wie beide Sensoren eine Belastung detektieren. Der G-Sensor leitet die Belastung ein und gibt ebenfalls das Ende der Belastung an, während der AMV-Sensor während der Belastung den metabolischen Bedarf widerspiegelt.

Die **Ruhefrequenz** ist die Frequenz, auf die sich der Schrittmacher im Ruhemodus einpendelt, wenn eine Ruhephase des Patienten erkannt wird. Eine Schlaf- oder Ruhephase wird durch die reduzierte Atem- und Herzaktivität sowie eine geringe Anzahl an Extrasystolen bestimmt.

Der **Smoothing-Algorithmus** dient der Vorbeugung eines abrupten Rhythmusabfalls auf die programmierte Basisfrequenz bei einem Sinusarrest oder einer Sinuspause. Fällt der Spontanrhythmus des Patienten ab, beginnt der Schrittmacher unmittelbar vor

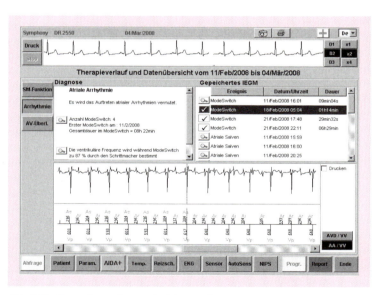

Abb. 4.23: Darstellung eines Beispiels aus dem AIDA-Speicher der Firma Sorin Group/Ela Medical. Es werden Daten zum Auftreten atrialer Arrhythmien und Mode-Switch-Episoden angezeigt.

der Pause mit einer gegenüber dem vorhergehenden Spontanrhythmus geringfügig niedrigeren Frequenz zu stimulieren. Anschließend wird die Frequenz langsam bis zur Basisfrequenz reduziert.

Die **Beschleunigung bei AES** dient der Prävention von Vorhofarrhythmien durch Reduzieren atrialer Extrasystolen (AES). Hierfür wird die Stimulationsfrequenz bei einer bestimmten Häufigkeit (bzw. Dichte) von AES (innerhalb der vom Schrittmacher errechneten Frequenzbegrenzung) schrittweise um 5 Schläge/min, aber insgesamt um maximal 20 Schläge/min erhöht. Ziel ist es, sich auf eine extrasystolenfreie Frequenz einzupendeln.

Auch die **Overdrive-Funktion** dient der Prävention atrialer Arrhythmien. Sie soll unter enger Anpassung an den Sinusrhythmus und innerhalb der Begrenzung der programmierten Maximalfrequenz (separat von der DDD-Maximalfrequenz programmierbarer Wert) den Vorhof so häufig wie möglich stimulieren.

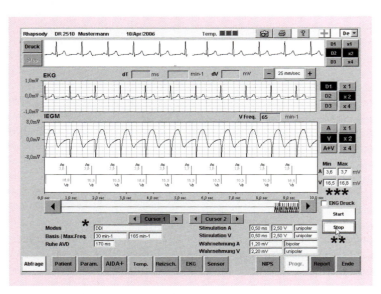

Abb. 4.24: Beispiel eines intrinsischen Amplituden-Tests der Firma Sorin Group/Ela Medical. Links unten die temporäre Testprogrammierung (*), die durch Betätigen der Start-Taste am rechten Bildrand aktiviert und durch die Stop-Taste deaktiviert wird (**). Darüber erscheint das Messergebnis (***).

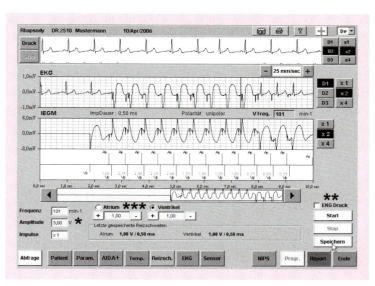

Abb. 4.25: Beispiel eines Reizschwellentests der Firma Sorin Group/Ela Medical. Links unten befindet sich die temporäre Testprogrammierung (∗), die durch Betätigen der Start-Taste rechts aktiviert und durch die Stop-Taste deaktiviert wird (∗∗). Das Messergebnis wird unterhalb der EKG/EGM-Kurven angezeigt (∗∗∗).

Ein weiterer Präventionsalgorithmus atrialer Arrhythmien stellt die **Pausenunterdrückung** dar. Um die nach einer atrialen Extrasystole entstehende extrasystolische Pause zu unterdrücken, wird ein verkürztes Auslöseintervall gestartet.

4.6 St. Jude Medical

Nach dem Positionieren des Abfragekopfes erfolgt durch Betätigen der grünen Abfragetaste die automatische Erkennung und Abfrage des Schrittmacheraggregates. Die Bildschirmbuttons sind als Touchscreen ausgelegt.

Die neueste Variante des Programmiergerätes ist in der Lage, über einen Sender eine kabellose Fernabfrage und Telemetrie auf ca. 2 – 5 Meter Entfernung durchzuführen, ohne dass der Programmierkopf auf das Implant aufgelegt werden muss. Dies funktioniert ausschließlich mit der neuesten Schrittmachergeneration sowie mit der neuesten ICD-CRT-Generation (Current™/Promote™).

Auf dem Gerätegehäuse, rechts neben der Tastatur finden sich zwei rot gekennzeichnete Notfallbuttons, einmal die Notfall-VVI-Aktivierung des Aggregates und ein Button, bei dem eine ICD-Schockabgabe (bei einer ICD-Nachsorge) ausgelöst werden kann.

Die **Magnetfrequenz** liegt bei den meisten Modellen zu „Begin of Life" bei 98,6/min. Das Austauschkriterium von St. Jude Medical-Schrittmachern ist im Regelfall, je nach Schrittmachermodell, bei einem Abfall der Magnetfrequenz auf 85 oder 86,3/min erfüllt. Da insbesondere bei älteren Schrittmachern Abweichungen auftreten, sollten in jedem Fall die aggregatspezifischen Angaben überprüft werden. Bei einigen älteren Geräten wird das ERI-Kriterium noch als **RRT (Recommended Replacement Time)** bezeichnet (bis ca. 2002).

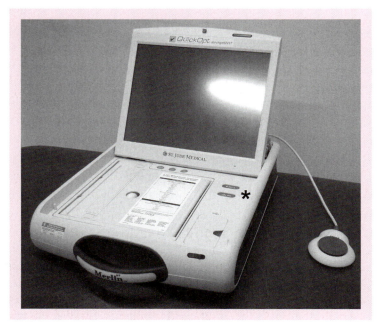

Abb. 4.26: Programmiergerät „Merlin" der Firma St. Jude Medical; rechts neben der Tastatur die beiden Notfallbuttons (*).

Zur Vermeidung unnötiger ventrikulärer Stimulation kann eine AV-Hysterese programmiert werden. Bei **Auto Intrinsic Conduction Search (AICS)** wird alle 5 min nach einer möglichen eigenen Überleitung gesucht. Hierzu wird das vorhandene AV-Intervall um ein programmierbares Intervall (10 – 120 ms) verlängert, bis ein eigener Kammerkomplex wahrgenommen wird. Bei Ausfall eines Kammerkomplexes wird wieder mit der regulär programmierten AV-Zeit stimuliert. Die Weiterentwicklung **Ventricular Intrinsic Preference (VIP)** ermöglicht weitere Programmiermöglichkeiten der Suchintervalle und der Anzahl der Zyklen, in denen der Schrittmacher diese verlängerte AV-Zeit beibehält.

Daneben kann eine frequenzabhängige AV-Zeit programmiert werden, das **Rate responsive AV-Delay**. Es erfolgt eine frequenzabhängige Verkürzung der AV-Zeit, was der physiologischen Herzaktion nachempfunden ist.

Die **negative AV-Hysterese** bevorzugt die Kammerstimulation gegenüber der eigenen Überleitung, was bei CRT-Systemen sinnvoll ist.

Durch Einstellung einer **Hysteresefrequenz** wird festgelegt, wie weit der spontane Sinusrhythmus des Patienten die Basisfrequenz unterschreiten darf, ohne dass eine Stimulation erfolgt. Bei weiterer Unterschreitung wird mit der Interventionsfrequenz, die oberhalb der Grundfrequenz liegen kann (erweiterte Hysterese), stimuliert. Auch kann eine nächtliche **Ruhefrequenz** unabhängig von der Tageszeit (Reisen über Zeitzonen) programmiert werden.

AutoCapture ist die automatische ventrikuläre Reizschwellentestung und Anpassung der Stimulationsenergie bei gleichzeitiger Gewährleistung der Stimulationssicherheit durch einen Backupimpuls bei Stimulationsverlust. Zunächst muss vor der initialen Aktivierung der sogenannte **ER-Test** (AutoCapture-Setup Test) durchgeführt werden, um sicherzustellen, dass der Schrittmacher die Reizschwelle sicher und adäquat messen kann. Nach erfolgreichem Test kann AutoCapture aktiviert werden. Neben den regelmäßigen Reizschwellentests wird zusätzlich Schlag für Schlag das Auftreten eines etwaigen Exitblocks überprüft und gegebenenfalls die Energie nachgeregelt. Voraussetzung ist allerdings eine bipolare Ventrikelsondenkonfiguration.

Bei St. Jude Medical wird der Mode Switch als **Automatic Mode Switch (AMS)** bezeichnet. Programmiert werden können die Detektionsfrequenz, die Art des Moduswechsels und die Frequenz nach dem Moduswechsel. Der Mode Switch verhindert die schnelle Überleitung von Vorhoftachyarrhythmien auf den Ventrikel (im Sinne einer getriggerten Ventrikelstimulation). Die Erkennung der Tachyarrhythmie erfolgt bei Überschreiten einer gefilterten atrialen Grenzfrequenz (FARI). Bei Unterschreiten dieser atrialen Frequenz erfolgt der umgekehrte Moduswechsel.

Zur Suppression von Vorhoftachykardien kann eine Überstimulation aktiviert werden. Bei **AF-Suppression** wird das Atrium mit einer ständig knapp über der eigenen Vorhoffrequenz liegenden Frequenz stimuliert. Bei Detektion zweier eigener P-Wellen innerhalb von 16 Zyklen erfolgt eine individuell programmierbare Frequenzsteigerung. Dann erfolgt die Abgabe einer festgelegten Anzahl von

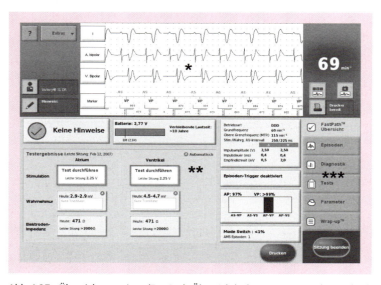

Abb. 4.27: Übersichtsmonitor (FastPath-Übersicht) der Firma St. Jude Medical. Oben befindet sich der EKG-Monitor (∗) mit Einstellmöglichkeiten (Ableitungswahl, Annotation etc.) rechts daneben. Darunter findet man eine ausführliche Datenübersicht wie Batteriestatus, Modus, erwarteter ERI, rhythmologische Ereignisse etc. (∗∗). Das Hauptmenü mit der Monitorwahlleiste liegt am rechten Bildrand (∗∗∗).

Überstimulationszyklen, anschließend wird die Frequenz bis zur erneuten Detektion zweier P-Wellen wieder abgesenkt.

Die Erkennung und Terminierung einer PMT erfolgt durch die **PMT-Optionen.** Bei der Programmierung **Auto-Detect** werden PMTs bei Überschreiten einer programmierten Frequenz anhand der stabilen Abstände Kammerstimulus – Vorhofsensing erkannt und durch Verlängerung der PVARP oder atriale Stimulation nach 330 ms terminiert. Die **PVC/VES-Option** verlängert einmalig die PVARP nach einer VES (alternativ atrialer Stimulus nach 330 ms) und verhindert damit die Detektion und Überleitung einer retrograden P-Welle als möglichen Trigger für eine PMT.

Durch Einstellung einer **frequenzadaptiven PVARP** erfolgt mit steigender Frequenz eine Verkürzung der programmierten PVARP bis auf einen festzulegenden Minimalwert. Hierdurch kann eine höhere ventrikuläre Grenzfrequenz beibehalten werden.

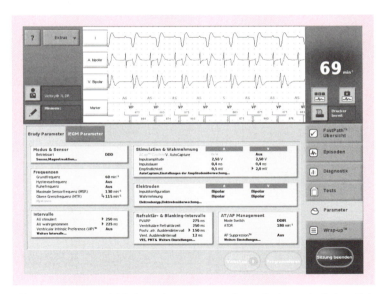

Abb. 4.28: Parameterbildschirm der Firma St. Jude Medical. Durch direkte Aktivierung der Übersichtsfelder ergeben sich detaillierte Programmiermöglichkeiten.

Für CRT-Aggregate, alle ICDs sowie die neuen Schrittmachergenerationen wurde eine automatische AV-/VV-Zeit-Optimierung entwickelt, der sogenannte **QuickOpt-Algorithmus.** Dieser benützt die intrakardialen elektrischen Signale, um anhand dieser die optimierten Zeiten zu berechnen.

In Entwicklung sind Features für CRT-Systeme, bei denen über die Druckmessung im linken Vorhof eine Einschätzung der pulmonalen Stauung ermöglicht werden soll, wodurch der Patient frühzeitig einem behandelnden Arzt zugeführt werden kann. Für ICDs und CRT-Systeme ist ein spezielles telemedizinisches Monitoring (Merlin™@home) verfügbar. Hierbei können Warnmeldungen über ein Transpondergerät an eine Zentrale gesandt werden.

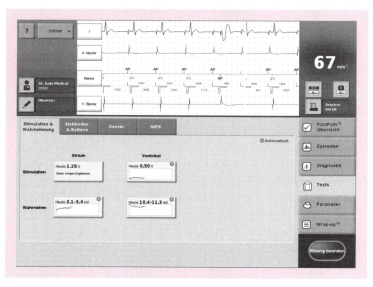

Abb. 4.29: Testmonitor der Firma St. Jude Medical. Links diverse Testergebnisse in graphischer Form mit Trendanalyse aufgearbeitet. Die Messungen der ventrikulären Stimulation und Wahrnehmung sowie der atrialen Wahrnehmung erfolgten jeweils automatisch.

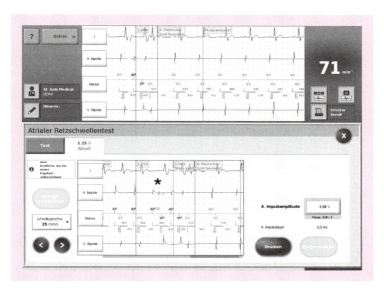

Abb. 4.30: Beispiel der Ergebnisdarstellung eines atrialen Reizschwellentests der Firma St. Jude Medical. In der EKG-Übersicht zeigt sich der Stimulationsverlust (*) bei 1,0 V mit einer Impulsdauer von 0,5 ms, die Reizschwelle liegt also bei 1,25 V mit 0,5 ms.

4

5

ERI/EOL-Kriterien und praktische Vorbereitung des Schrittmacherwechsels

P. Halbfaß,
S. Volz und
M. Wankerl

5.1 Batteriespannung und Impedanz

Wesentlicher Bestandteil jeder Schrittmachernachsorge ist die Überprüfung des Batteriezustandes. In den aktuellen Schrittmacheraggregaten werden üblicherweise Lithium-Jod-Batterien verwandt. Charakterisiert wird der Ladungszustand der Batterie durch unterschiedliche Messparameter. Der Abfall der **Batteriespannung** und der Anstieg des **Innenwiderstandes** (auch **Impedanz**) der Batterie im Laufe der Zeit sind zwei wesentliche Kenngrößen, die eine Abschätzung der verbleibenden Lebensdauer der Batterie ermöglichen. Die entsprechenden Kriterien sind in Abhängigkeit vom vorliegenden Schrittmachermodell unterschiedlich definiert und müssen aus den Herstellerangaben oder gesonderten Tabellen ersehen werden (eine sehr gute Zusammenfassung bietet die jährlich aktualisierte Herzschrittmacher-Typenkartei von M. S. Lampadius; ☞ Literatur).

5.2 Magnetfrequenz

Bei früheren Aggregaten war die Messung der **Magnetfrequenz** immer notwendig, welche mit zunehmender Batterieerschöpfung abfällt. Diese Möglichkeit besteht auch heute grundsätzlich bei jedem Schrittmachermodell und versetzt den Untersucher in die Lage, auch ohne Programmiergerät eine Überprüfung des Batteriezustandes und (in eingeschränkter Weise) der effektiven Stimulation der Schrittmachersonde durchzuführen. Liegt kein Schrittmacherausweis vor, lässt die für viele Hersteller charakteristische Magnetfrequenz zu Laufzeitbeginn auch den Schluss auf die herstellende Firma zu. Die Magnetfrequenz ist eine Sequenz starrfrequenter Stimuli, in der Regel mit einer festgelegten Zykluslänge der ersten Stimuli und bei einigen Schrittmachern einer vom Ladungszustand der Batterie abhängigen Zykluslänge der folgenden Stimuli.

Ein Nachteil der Einschätzung des Batteriestatus über die Magnetfrequenz ist, dass sie nicht kontinuierlich, sondern erst recht spät zum Ende der Laufzeit hin abfällt. Bei Erreichen der festgelegten Austauschfrequenz verbleibt noch eine kurze Mindestdauer, in der eine Schrittmacherfunktion garantiert wird (diese Mindestdauer variiert nicht nur unter den Herstellern, sondern auch unter den einzelnen Aggregaten einer Firma).

Einige Schrittmacher reduzieren bei Erreichen des empfohlenen Austauschzeitpunktes sprungartig die programmierte Grundfrequenz um eine feste Anzahl Stimuli pro Minute bzw. eine Verlängerung der Zykluslänge um eine festgelegte Dauer (Sprungzunahme

Tab. 5.1: Darstellung typischer firmenspezifischer Magnetfrequenzen anhand einiger Aggregatbeispiele				
Hersteller	**Aggregat-beispiele**	**Magnet-frequenz zu Beginn (BOL)**	**Magnet-frequenz bei ERI**	**Magnet-frequenz bei EOL**
Biotronik	Actros DR, Kairos D und S, Philos D/DR/DR-T	90/min	80/min	–
Boston Scientific (Guidant)	Contak Renewal TR, Discovery DR/SR, Pulsar Max DR/SR, Insignia, Altrua	100/min	85/min	< 85/min
Medtronic	Kappa SR/DR, En Rythm, InSync	85/min	65/min	–
Vitatron	C50D, C60DR, C70DR, T60DR, T70DR	100/min	86/min	–
Sorin Group (Ela Medical)	Chorum, Opus, Talent SR/DR Symphony DR/SR Rhapsody SR/DR Reply SR/DR	96/min	80/min	–
Sorin Group (Sorin Biomedica)	Neway SR/DR New Living CHF	SSI 80/min DDD 90/min	SSI 73/min DDD 83/min	–
St. Jude Medical	Affinity SR/DR, Victory SR/DR	98,6/min	86,3/min	68/min
St. Jude Medical	Microny SR	99/min	85/min	60/min

Diese vereinfachten Angaben beziehen sich auf die genannten Aggregate und können für andere Schrittmacher der jeweiligen Hersteller abweichen. Daher ist eine Überprüfung der jeweiligen aggregatspezifischen Herstellerangaben unumgänglich. Eine sehr gute Zusammenfassung (auch älterer Aggregate der Hersteller Intermedics und Pacesetter) findet sich in der jährlich aktualisierten Herzschrittmacher-Typenkartei von M. S. Lampadius (☞ Literatur).

5

bei Erreichen von ERI beispielsweise bei St. Jude, Victory SR 5610: Zunahme der eingestellten Grundperiodendauer um 100 ms).

5.3 Elective Replacement Indicator und End of Life

Standardisierte Begriffe zum Batteriezustand sind **Begin of Life (BOL)** zu Anfang der Batterieentladungskurve über **Mid of Life (MOL)** bis hin zum Ende der Batterielaufzeit (**End of Life, EOL; End of Service, EOS**). Liegt EOL vor, wird keine ordnungsgemäße Funktion des Schrittmachers mehr gewährleistet, und es droht ein Stimulationsverlust.

Die Kriterien **ERI** oder **ERT (Elective Replacement Indicator** bzw. **Elective Replacement Time)** erfordern noch vor Erreichen des EOL-Kriteriums einen baldigen Schrittmacheraggregatwechsel. In diesem Zustand ist eine sichere Stimulation weiterhin für eine gewisse **Mindestlaufzeit** garantiert. Allerdings kann es zu einer Abschaltung von nicht lebenswichtigen Funktionen und zu einer Umprogrammierung in einen „**Notmodus**" kommen (beispielsweise bei Schrittmachern der Kappa DR und SR Reihe Umschaltung aller Modi auf VVI mit einer Grundfrequenz von 65/min). Eine Umprogrammierung in den ursprünglichen Modus ist dann in der Regel ebenso wie eine temporäre Programmierung zum Zweck der Schrittmacherkontrolle nicht mehr möglich.

Die Schrittmacherbatterie hat selbst eine definierte Nennspannung. Werden höhere Impulsamplituden gebraucht, ist eine Erhöhung der Nennspannung durch bestimmte elektronische Schaltkreise beispielsweise im Sinne einer „Spannungsverdopplung" notwendig. Wird die Impulsamplitude, bei der eine Spannungsverdopplung einsetzt, gerade überschritten, braucht der Schrittmacher unverhältnismäßig mehr Strom. Durch Programmierung einer unterhalb dieser Schwelle gelegenen Impulsamplitude, durch Vermeidung unnötiger Stimulation (beispielsweise durch Programmierung verlängerter AV-Zeiten) oder durch Abschalten nicht gebrauchter Aufzeichnungsfunktionen des Schrittmachers kann in manchen Fällen ein Zurücksetzen des Austauschindikators erreicht und die Lebensdauer dadurch noch etwas verlängert werden.

Aktuelle Nachsorgegeräte geben bei der Abfrage eines Schrittmachers automatisch eine Einschätzung des Batteriezustandes ab. Diese Angabe kann in einem „Batteriezustand OK" oder „GUT" bestehen. Bei einigen Geräten erfolgt auch die Angabe einer geschätzten verbleibenden durchschnittlichen Laufzeit sowie einer Mindestlaufzeit. Eine Herstellerfirma stellt bei den aktuellen Schrittmacheraggregaten die Entladungskurve der Batterie mit jeder Abfrage graphisch zur Verfügung. Deutet sich ein anstehendes Ende der Batterielaufzeit und baldiges Erreichen des ERI-Kriteriums an, sind kurzfristigere Kontrollintervalle zu empfehlen. Für die Festlegung der **Kontrollintervalle** bei sich näherndem ERI-Kriterium sind Faktoren wie Grad der Schrittmacherbeanspruchung und vor allem ein möglicherweise nicht ausreichender Eigenrhythmus des Patienten oder bekannte rhythmogene Synkopen vor Schrittmacherimplantation zu beachten. Sie werden dann beispielsweise alle ein bis drei Monate durchgeführt.

5.4 Planung des Schrittmacheraggregatwechsels

An dieser Stelle sei auf die Gewinnung wichtiger Informationen für den geplanten Schrittmacheraggregatwechsel hingewiesen.

5

Tab. 5.2: Schrittmacheraggregatwechsel	
Checkliste	**Erwägungen**
Ausreichender Eigenrhythmus oder absolute Schrittmacherpflichtigkeit?	ggf. passagere Schrittmachersonde zum Aggregatwechsel
Aktuelle Sondenmesswerte: Sondenimpedanz, Reizschwelle und Wahrnehmungsschwelle?	Können die alten Sonden belassen werden? Überprüfung der Venenverhältnisse der oberen Extremität vor notwendiger Sondenneuimplantation
Sondentyp (bei Sonden, die belassen werden): unipolar oder bipolar?	Wissen hierüber erspart bei rein unipolaren Sonden eine fehlerhafte bipolare Programmierung
Sondenanschlüsse?	aktuelle Anschlüsse: IS-1; bei älteren Sondenanschlüssen spezielle Aggregatlieferung durch Herstellerfirma oder besondere Adapter notwendig

Die Bestimmung, ob ein ausreichender Eigenrhythmus bei Inhibition des Schrittmachers vorliegt, ebenso wie die Bestimmung der Wahrnehmungs- und Reizschwelle sowie der Sondenimpedanz kann dann erschwert oder nicht mehr möglich sein, wenn der Schrittmacher aufgrund seines Wechsels in den VVI-Notmodus nicht mehr temporär zu programmieren ist. In diesem Fall sind Befunde kürzlich zurückliegender Schrittmacherkontrollen heranzuziehen.

Mögliche Sondendefekte sind deshalb vor Schrittmacheraggregatwechsel auszuschließen, da andernfalls zusätzliche Untersuchungen für eine anstehende Sondenrevision – wie beispielsweise eine Beurteilung der Venen der oberen Extremität durch eine Phlebographie – erforderlich werden könnten.

Ein nicht ausreichender Eigenrhythmus des Patienten erfordert vor Aggregatwechsel die Anlage einer **passageren Schrittmachersonde** mit **externer Stimulation** zur Überbrückung der Diskonnektion des Schrittmachers von den Sonden.

Weitere wichtige Angaben sind die **Sondenanschlüsse**. Bei aktuellen Aggregaten liegen IS-1 Anschlüsse vor. Sind ältere Sonden mit 5-mm- oder „6-mm-Anschlüssen implantiert, sollte idealerweise rechtzeitig ein entsprechendes Aggregat mit passenden Anschlüssen beim Hersteller bestellt werden, zumindest sollten entsprechende Adapter vorrätig sein (schlechtere Lösung). Zudem ist für die spätere Programmierung des neuen Schrittmachers wichtig, inwieweit **bipolare** oder **unipolare Sonden** implantiert sind.

Auch sollte beispielsweise bei Wechsel von Zweikammeraggregaten geklärt werden, ob inzwischen permanentes Vorhofflimmern vorliegt, sodass ein Einkammeraggregat ausreichend wäre. In diesem Fall kann dann die alte Vorhofsonde stillgelegt (abisoliert) werden.

Abschließend sei darauf hingewiesen, dass eine Überprüfung des Batteriezustandes obligater Bestandteil jeder Schrittmacherkontrolle ist. Ein unnötig früher Aggregatwechsel ist ebenso zu vermeiden wie ein verspäteter.

6

Kardiale Resynchronisationstherapie

P. Halbfaß,
S. Volz und
M. Wankerl

Zahlreiche Patienten weltweit leiden unter einer chronischen Herzinsuffizienz. Diese Erkrankung ist die häufigste Krankenhaus-Entlassungsdiagnose bei Patienten über 65 Jahren. Etwa zwei Drittel der Patienten mit Symptomen einer Herzinsuffizienz zeigen eine eingeschränkte systolische Pumpfunktion mit einer Auswurffraktion von unter 50%. Neben der optimierten medikamentösen Herzinsuffizienzbehandlung bieten sich auch in dem Bereich der Herzschrittmachertherapie Ansatzpunkte für die therapeutische Beeinflussung dieser Erkrankung.

6.1 Grundbegriffe der biventrikulären Schrittmachertherapie

6.1.1 Pathophysiologische Grundlagen

Das **linksventrikuläre Remodelling** ist das Substrat der systolischen Herzinsuffizienz und beschreibt einen dynamischen Prozess – charakterisiert durch Dilatation und Abnahme der Kontraktilität sowie Veränderung der Form des linken Ventrikels und der Geometrie des Mitralklappenhalteapparates. Ursächlich findet sich eine Vielzahl von Herzerkrankungen, in deren Verlauf sich durch akut auftretende oder anhaltende Druck- oder Volumenbelastungen eine schwere Herzinsuffizienz entwickeln kann. Ein Verlust kontraktiler Kardiomyozyten kann beispielsweise durch Myokardinfarkte, genetisch bedingte Veränderungen der kontraktilen Proteine oder durch Exposition kardiotoxischer Substanzen verursacht werden und über eine Dilatation des linken Ventrikels zu einer Einschränkung der systolischen Pumpfunktion führen. Verschiedene neurohormonale und lokale Faktoren wirken zudem verstärkend oder mindernd auf das Remodelling ein. Häufigste Ursachen der Herzinsuffizienz sind in Industrieländern die ischämische Herzmuskelerkrankung, Vitien und sonstige Herzmuskelerkrankungen, die unter dem echokardiographischen Bild einer dilatativen Kardiomyopathie in Erscheinung treten.

6.1.2 Nichtmedikamentöse Therapiestrategien

Hauptsächliche Zielrichtung der **kardialen Resynchronisationstherapie (Cardiac Resynchronisation Therapy, CRT)** ist, die durch intra- und interventrikuläre Leitungsverzögerung „desynchronisierte" Kammererregung in eine zeitlich besser koordinierte Erregung mit effektiverer Kontraktion der Ventrikel zu überführen. Damit sollen das Verhältnis zwischen Herzarbeit und Auswurfvolumen verbessert, die Symptome der Herzinsuffizienz gelindert und die kardiopulmonale Leistungsfähigkeit gesteigert werden. Neben diesen schnell eintretenden Therapieeffekten erhofft man sich auch eine günstige Langzeitbeeinflussung der Herzinsuffizienz im Sinne eines **Reverse Remodelling.**

Tab. 6.1: Zusammenstellung einiger klinischer Studien zur CRT-Therapie bei Herzinsuffizienz

Studie (Akronym)	Kernaussage
COMPANION „Comparison of Medical Therapy, Pacing and Defibrillation in Heart Failure"	Reduktion des kombinierten Endpunkts „Mortalität und Krankenhausaufnahme" bei Patienten mit höhergradiger Herzinsuffizienz und verbreitertem QRS-Komplex
MIRACLE „Multicenter InSync ICD Randomized Clinical Evaluation" Trial	Verbesserung der Lebensqualität, des klinischen Status und der körperlichen Leistungsfähigkeit bei Patienten mit Herzinsuffizienz und QRS-Verbreiterung
MUSTIC-Studie Langzeitergebnisse „Multisite Stimulation In Cardiomyopathy" Study	Körperliche Leistungsfähigkeit, NYHA-Klasse, Lebensqualität und syst. LV-Funktion durch biventrikuläre Stimulation über 12 Monate anhaltend verbessert
PATH-CHF II-Studie	Stärker ausgeprägte Verbesserung der körperlichen Leistungsfähigkeit bei QRS-Breite > 150 ms als bei QRS-Breite von 120 – 150 ms
CARE-HF Cardiac Resynchronization-Heart Failure Study	Verbesserung der Lebensqualität, Morbidität und Mortalität bei Patienten mit Herzinsuffizienz und kardialer Dyssynchronie über ein 30-Monate-Follow-up durch CRT
CARE-HF Langzeitresultate „Cardiac Resynchronization-Heart Failure" Study	Anhalten oder weitere Verbesserung der CRT-Wirkung im > 37-Monate-Follow-up
MUSTIC AF	Verbesserung der körperlichen Belastbarkeit durch bivent. VVIR im Vergleich zu VVIR bei permanentem Vorhofflimmern, NYHA III, verbreitertem QRS-Komplex und häufiger ventrikulärer Stimulation

6

Die kardiale Resynchronisationstherapie hat sich in den letzten Jahren zu einem wichtigen Bestandteil der Herzinsuffizienztherapie entwickelt. Aufgrund der aktuellen Studienlage bleibt jedoch zu vermerken, dass der vorrangige Therapieeffekt einer biventrikulären Schrittmachertherapie zunächst in einer klinischen Leistungsverbesserung liegt. Eine Reduktion der Mortalität wurde insbesondere in Kombination mit einer ICD-Therapie erzielt. Eine Metaanalyse auf dem Boden der Daten von fünf randomisierten prospektiven Studien (MUSTIC, MIRACLE, MUSTIC AF, COMPANION und CARE-HF) konnte auch eine Reduktion der Mortalität („all-cause-mortality") durch die CRT-Therapie im Vergleich zur Kontrollgruppe um 29% belegen.

6.1.3 Objektivierbare Kriterien für die kardiale Resynchronisationstherapie

Die allgemeine Erfahrung und die Studiensituation weisen darauf hin, dass der Therapieerfolg biventrikulärer Systeme vor allem dann hoch ist, wenn besondere klinische und technische Vorbedingungen erfüllt sind. Eine Vielzahl großer und randomisierter prospektiver Studien haben folgende günstige Bedingungen als Voraussetzung der CRT-Therapie herausgearbeitet:

- Unter optimaler medikamentöser Herzinsuffizienztherapie sollte eine deutlich eingeschränkte körperliche Belastbarkeit (**NYHA III oder IV**) auf dem Boden einer systolischen linksventrikulären Dysfunktion vorliegen. Der linksventrikuläre enddiastolische Diameter sollte ≥ 55 mm betragen.
- Die **QRS-Breite** sollte mehr als 150 ms betragen. In Einzelfällen können auch Patienten mit einer QRS-Dauer zwischen 120 ms und 150 ms profitieren. Je länger die QRS-Dauer als Ausdruck der dyssynchronen Herzaktion, desto wahrscheinlicher erscheint jedoch die Synchronisierungsmöglichkeit der Herzaktion.
- Ein Ziel der CRT-Therapie bei Herzinsuffizienzpatienten ist neben der Optimierung der inter- und intraventrikulären Erregungsausbreitung auch eine Synchronisierung beider atrio-ventrikulärer Überleitungsphasen. Deshalb ist eine weitere günstige Voraussetzung für eine erfolgreiche Resynchronisationstherapie das überwiegende **Vorliegen von Sinusrhythmus.** Aber auch Patienten mit **permanentem Vorhofflimmern** und Schritt-

macherindikation können insbesondere bei zu erwartender häufiger ventrikulärer Stimulation von einem biventrikulären Schrittmachersystem profitieren (MUSTIC AF Studie: Verbesserung der körperlichen Leistungsfähigkeit bei Patienten mit permanentem Vorhofflimmern, NYHA III, verbreitertem QRS-Komplex und zu erwartender häufiger ventrikulärer Stimulation).

- Daneben existieren eine Reihe **echokardiographischer Kriterien,** mit denen überprüft werden kann, inwieweit eine CRT-Therapie sinnvoll erscheint. Hierzu gehört neben der rein visuellen Beurteilung einer ausgeprägten Dyssynchronie der linksventrikulären Kontraktion (insbesondere der Schaukel- oder Shiftbewegung der Herzspitze) auch die Messung der intraventrikulären (beispielsweise Zeitdifferenz zwischen maximaler septaler und posteriorer Einwärtsbewegung im M-Mode > 130 ms) und der interventrikulären Asynchronie (beispielsweise Zeitdifferenz aus den rechts- und linksventrikulären Präexzitationszeiten > 40 ms). Mit modernen Echokardiographiegeräten kommen weitere Testmethoden – wie die 3D-Echokardiographie oder der Gewebedoppler – hinzu, mit deren Hilfe sich bei günstigen Schallbedingungen das Ausmaß der Dyssynchronie quantitativ erfassen lässt.

Grundsätzlich ist jedoch auch trotz Beachtung aller oben genannten Kriterien davon auszugehen, dass etwa 20 – 30 % der Herzinsuffizienzpatienten mit anerkannter Indikation für ein CRT-System nach erfolgreicher Implantation keine nennenswerte Verbesserung ihrer Leistungsfähigkeit (im Sinne einer Verbesserung der NYHA-Klasse) verspüren.

Heute wird eine Vielzahl der biventrikulären Schrittmachersysteme kombiniert mit einem ICD implantiert. Dies ergibt sich aus der bei deutlich eingeschränkter systolischer LV-Funktion oft zusätzlich vorliegenden ICD-Indikation (im Sinne einer Primärprävention). Eine Begründung für den Einsatz eines ausschließlich biventrikulären Schrittmachers trotz formal vorliegender ICD-Indikation kann beispielsweise in dem ausdrücklichen Patientenwunsch nach Symptomverbesserung durch CRT-Therapie ohne potenzielle „Schockabgaben" oder ohne „lebensverlängernde" Maßnahmen begründet sein.

6

6.1.4 Technisches Prinzip des biventrikulären Schrittmacheraggregates

Das Grundprinzip eines **biventrikulären** Schrittmacheraggregates – sei es ein biventrikulärer Schrittmacher oder ein biventrikulärer implantierbarer Cardioverter/Defibrillator – baut auf einem Schrittmacher- bzw. ICD-Aggregat mit Vorhof- und Ventrikelsonde auf. Sämtliche für den Zweikammerschrittmacher (Vorhof- und Ventrikelsonde) beschriebenen Funktionsmodi, Algorithmen (wie Mode Switch und PMT-Algorithmus) sowie Refraktärzeiten und Intervalle (PVARP etc.) gelten auch für das Dreikammersystem, also den biventrikulären Herzschrittmacher.

Die Aufgabe der **linksventrikulären Sonde** besteht in der synchronisierten Stimulation des linken Ventrikels mit enger zeitlicher Kopplung an die Stimulation des rechten Ventrikels. Die linksventrikuläre Sonde wird nicht in endokardialer Position in den linken Ventrikel eingeführt. Vielmehr wird sie über das in den rechten Vorhof mündende Koronarsinusostium tief in den **Koronarsinus** eingeführt, um in eine linkslaterale Koronarvene (V. coronaria sinistra bzw. einen ihrer Äste) platziert zu werden. Idealerweise wird zur Vorbereitung der LV-Sondenplatzierung vor Implantation – beispielsweise im Rahmen einer ohnehin geplanten Herzkatheteruntersuchung – eine Kontrastmitteldarstellung des Koronarsinus sowie geeigneter linkslateraler Koronarvenen durchgeführt.

Probleme, die sich aus der linksventrikulären Sondenlage ergeben können, sind **Zwerchfellstimulation** oder eine deutlich erhöhte Reizschwelle. In der Regel liegt eine höhere Reizschwelle der LV-Sonde im Vergleich zur RV-Sonde vor.

6

6.2 Praktische Nachsorge biventrikulärer Schrittmachersysteme

Die Programmierung und Nachsorge unterscheidet sich bezüglich der meisten Schrittmacher- und ICD-Funktionen nicht von der moderner Zweikammeraggregate (☞ Kapitel 3). Zusätzlich zur Testung eines DDD-Aggregates sind bei einem biventrikulären Schrittmacher auch die Messwerte an der linksventrikulären Sonde

Tab. 6.2: Checkliste biventrikuläre Schrittmachernachsorge

Nachsorgeaspekte	Programmiervorschläge
Herzinsuffizienzanamnese und körperl. Untersuchung	Verbesserte Klinik unter biventrikulärer Stimulation? Zwerchfellstimulation?
Speicherdaten/Holter/EKG	Anteil der biventrikulären Stimulation? Fusionen/Pseudofusionen? Rhythmolog. Ereignisse (VT, Mode-Switch-Episoden)?
Messwerte an der links-ventrikulären Sonde	siehe Text
AV-sequenzielles Tracking	breite Trackingzone (bspw. DDD 50–140/min)
Automatische PVARP-Verlängerung nach VES	nicht aktivieren
Mode Switch	aktivieren mit erhöhter Grundfrequenz (bspw. DDI 70/min)
PMT-Schutz	aktivieren
PVAB	bei Gefahr von Vorhofflattern mit „2 : 1-Lock-In": kurz einstellen (AV-Intervall + PVAB < dokumentierte atriale Zykluslänge bei Vorhofflattern)
chronotrope Inkompetenz?	frühzeitig R-Modus aktivieren
Frequenzadaptierte AV-Zeit-Verkürzung	nicht aktivieren
AV-Intervall-Optimierung	zumindest einmalig mit echokardiographischen Methoden, Anhaltswert: AV-Intervall um 120 ms
VV-Intervall-Optimierung	kann zunächst bei 0 ms belassen werden, VV-Intervall-Optimierung bei klinischen Nonrespondern
Follow-up-Intervalle	alle 3–6 Monate

6

zu testen (Sondenimpedanz, Reizschwelle und falls möglich Wahrnehmung). Besondere Beachtung verdienen die **Frequenzeinstellung,** die Einstellung des **AV-Intervalls** und des **VV-Intervalls (RV-LV- bzw. LV-RV-Delay),** also der Verzögerung und Reihenfolge der links- und rechtsventrikulären Kammerstimulation.

6.2.1 Anamnese und Speicherdaten

Teil der Kontrolle eines biventrikulären Schrittmachers (oder ICD) sollte zusätzlich zur obligaten allgemeinen Anamnese des Patienten auch das Erfragen der subjektiven Einschätzung seiner körperlichen Leistungsfähigkeit/Leistungsverbesserung und direkter bzw. indirekter Herzinsuffizienzzeichen sein (wie beispielsweise Progredienz einer Belastungs- bis hin zu Ruhedyspnoe, Notwendigkeit der Steigerung einer diuretischen Therapie u. a.). Von großer Bedeutung ist die im Speicher abgelegte Langzeitbeobachtung der verschiedenen Parameter wie beispielsweise der Anteil der effektiven biventrikulären Stimulation an der Gesamtzeit, der Dauer von Mode-Switch-Episoden oder von ventrikulären Wahrnehmungsepisoden (hiermit sind Phasen gemeint, in denen die intrinsische Überleitung auf die Kammern ungünstigerweise der biventrikulären Schrittmacherstimulation zuvorkommt).

6.2.2 Linksventrikuläre Sonde und effektive biventrikuläre Stimulation

Die Platzierung der linksventrikulären Sonde kann sich schwierig gestalten und in einigen Fällen auch frustran verlaufen, sodass auf eine biventrikuläre Stimulation entweder verzichtet oder auf die kardiochirurgische Implantation einer epikardialen Sonde ausgewichen werden muss. Eine deutlich erhöhte Reizschwelle oder sogar ein Stimulationsverlust sowie „Zwerchfellzucken" durch Stimulation des N. phrenicus stellen mögliche Probleme dar, die sich teilweise auch erst im weiteren Verlauf nach Abschluss der Implantation zeigen.

Bei Auftreten einer **Zwerchfellstimulation** kann versucht werden, diese durch eine Änderung der programmierten Parameter abzustellen. In einigen Fällen kann unter Verminderung der Impulsamplitude, bei der eine effektive Stimulation noch sicher gewährleistet sein muss, die Zwerchfellstimulation verschwinden. Die Veränderung der Stimulationskonfiguration (beispielsweise unipolare Stimulation zwischen LV-Sondenspitze und Gehäuse oder bipolare Stimulation zwischen LV-Sondenspitze und RV-Sondenspitze bzw. RV-Ring) zeigt in der Regel keinen Erfolg.

Abb. 6.1

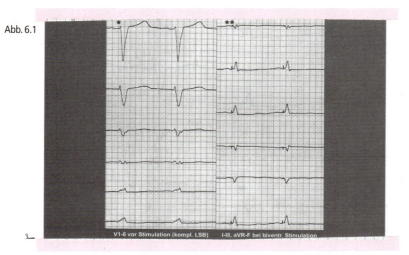

V1-6 vor Stimulation (kompl. LSB) | I-III, aVR-F bei biventr. Stimulation

Abb. 6.1: EKG bei einem Patienten mit schwerer Herzinsuffizienz und komplettem Linksschenkelblock vor (*) und nach Aktivierung der biventrikulären Schrittmacherstimulation (**). Unter der Stimulation zeigt sich ein vergleichsweise schmaler (und somit elektrisch synchronisierter) Kammerkomplex.

Zusätzlich zur üblichen Schrittmacherkontrolle werden bei der Nachsorge des biventrikulären Aggregates die Messwerte der linksventrikulären Sonde geprüft. Eine Wahrnehmungsprüfung dieser Sonde lässt sich bei manchen Aggregaten nicht durchführen, die Programmierung sieht in diesen Fällen lediglich eine Stimulation vor. Die LV-Sonde weist in der Regel, wie bereits geschildert, die höhere Reizschwelle im Vergleich zur RV-Sonde auf. Bei Stimulation über die LV-Sonde zeigt sich bei Sondenlage an der linksventrikulären Lateralwand meist ein rechtsschenkelblockartiger QRS-Komplex. Bereits die Breite und Konfiguration des biventrikulär stimulierten Kammerkomplexes im Oberflächen-EKG gibt Hinweise auf eine effektive biventrikuläre Stimulation. Im Oberflächen-EKG ist unter der biventrikulären Stimulation das R/S-Verhältnis in Ableitung V1 > 1 und in der Ableitung I < 1.

Besonders anzustreben ist eine **effektive biventrikuläre Stimulation** (nach Möglichkeit 100%). Ursachen für zu niedrige biventrikuläre Stimulationsraten sind:

6

- zu niedrige (ineffektive) Stimulationsenergie (v. a. an LV-Sonde),
- Fusions-/Pseudofusionssystolen,
- ventrikuläre Extrasystolie (Bigemini etc.),
- ventrikuläres Oversensing (daher Wahrnehmung meist nur im RV, P-Wellen-Wahrnehmung kann zu Inhibition der ventrikulären Stimulation führen, T-Wellen-Wahrnehmung zu 2:1-Stimulation und ggf. inadäquater ICD-Therapie),
- intrinsische Überleitung (v. a. bei Vorhofflimmern),
- Tracking-Verlust bei automatischer PVARP-Verlängerung nach VES.

6.2.3   Grundfrequenz und Frequenzspektrum

Eine besondere Beachtung verdient die Programmierung der Grundfrequenz und des Frequenzspektrums bei einem herzinsuffizienten Patienten mit einem biventrikulären Aggregat. Einige Meinungen gingen dahin, dass herzinsuffiziente Patienten einer höheren Ruhe-Herzfrequenz bedürfen und daher eine Programmierung der Grundfrequenz unter 60/min nicht sinnvoll sei. Dem wird entgegengehalten, dass der Patient bei Herzinsuffizienz möglichst wenig Vorhofstimulation erfahren sollte und daher eine „sinusknotengesteuerte" Vorhoferregung bis hinunter auf 50/min zugelassen werden sollte. Eine höhere Grundfrequenz stünde einer breiteren **Herzfrequenzvariabilität** im Wege, die sich häufig durch erfolgreiche Resynchronisationstherapie einstellt.

In der Praxis wird mittlerweile die Meinung favorisiert, eine relativ **breite Zone mit AV-sequenziellem Tracking** zuzulassen (beispielsweise DDD 50–140/min). Die hierbei verminderte PVARP kann Schrittmachertachykardien oder ein Tracking atrialer Tachyarrhythmien begünstigen. Diese Gefahren müssen durch entsprechende Maßnahmen vermindert werden.

Neben der effektiven pharmakologischen Rhythmuskontrolle zur Verhinderung von Vorhofflimmern sollte auch eine effektive medikamentöse Frequenzkontrolle bei vorliegendem Vorhofflimmern angestrebt werden. Modi zur Verbesserung einer ventrikulären Frequenzstabilisierung bei Vorhofflimmern (☞ Kapitel 4) können die biventrikuläre Stimulation begünstigen. Daneben sollte der Mode

Switch mit einer höheren Basisrate als der Sinusrhythmus aktiviert werden (beispielsweise DDI 70/min). Ein „2:1-Lock-In" bei Vorhofflattern kann durch Einstellung einer kurzen PVAB (postventrikuläres atriales Blanking) verhindert werden, wobei die Faustregel gilt: AV-Intervall + PVAB < atriale Zykluslänge während des Vorhofflatterns. Die Ultima Ratio bei therapierefraktärem tachykardem Vorhofflimmern, welches auch eine Ineffektivität der biventrikulären Stimulation verursacht, ist eine His-Ablation mit Aktivierung des R-Modus.

Ein **PMT-Schutzalgorithmus** sollte im Zweikammermodus immer eingestellt sein. Auch der **R-Modus** sollte im Falle einer chronotropen Inkompetenz frühzeitig aktiviert werden.

6.2.4   AV-Intervall

Prinzipiell arbeitet das biventrikuläre Schrittmacheraggregat im DDD-Modus, also in einem „AV-synchronen" Modus, wobei eine ausreichend kurze Ankopplung (kurzes AV-Intervall) der Ventrikelstimulation an eine wahrgenommene spontane oder eine stimulierte Vorhoferregung notwendig ist. Dadurch wird erreicht, dass die Kammern möglichst kontinuierlich biventrikulär stimuliert werden, und zwar auch bei höheren Frequenzen mit entsprechender Verkürzung der „eigenen", intrinsischen atrio-ventrikulären Überleitung. Bei manchen Patienten kann aufgrund der schnellen physiologischen AV-Leitung nur mit sehr kurzen AV-Intervallen eine durchgehend effektive biventrikuläre Stimulation erreicht werden. Voraussetzung für ein sinnvolles AV-Tracking ist das Vorliegen eines Sinusrhythmus oder einer atrialen Stimulation.

Das stimulierte AV-Intervall sollte zumindest einmalig nach Schrittmacherimplantation optimiert werden. Aufgrund der hochgradig eingeschränkten systolischen LV-Funktion kommt der diastolischen Füllung eine besondere Bedeutung zu. Die programmierte AV-Zeit hat hierbei eine besondere Bedeutung.

Das **optimierte AV Intervall** ist dann erreicht, wenn der „spontane" Mitralklappenschluss (also das Ende der A-Welle) zusammenfällt mit dem durch die ventrikuläre Kontraktion „erzwungenen" Mitralklappenschluss. Mögliche Methoden der AV-Optimierung sind:

- invasive Messung des maximalen systolischen Druckanstiegs im LV (dP/dt max),
- echokardiographische Methoden: Ritter-Formel, mitrales VTI im pw-Doppler, iterative Methode etc.,
- EKG/IEGM basierte Methoden: EKG-Algorithmen, aggregat-basierte Algorithmen
- andere (Impedanzkardiographie, „peak endocardial acceleration" etc.).

Insbesondere der echokardiographischen Einschätzung des optimierten AV-Intervalls kommt eine besondere Bedeutung zu. Die iterative Vorgehensweise besteht aus der Einschätzung einer synchronen LV-Kontraktion sowie einer pw-dopplersonographisch gut ausgeprägten A-Welle über der Mitralklappe mit nahtlosem Übergang in den QRS-Komplex (keine abgeschnittene A-Welle, keine E/A-Verschmelzung). Die Höhe der **VTI-Messung** der E/A-Welle über der Mitralklappe korreliert mit dem diastolischen Einstrom und kann daher ebenfalls als Optimierungsparameter angesehen werden (je größer der gemessene mitrale VTI-Wert, desto optimaler die AV-Zeit). Die früher häufig verwendete **Ritter-Formel** ist wegen der schlechten Korrelation der Ergebnisse mit invasiven Kontrollmessungen des Kontraktilitätsanstieges nicht mehr zu empfehlen. Nachteile der **echokardiographischen Methoden** sind der technische Aufwand und eine gewisse Untersucherabhängigkeit.

Methoden zur Berechnung des optimierten AV-Intervalls unter Verwendung der intrakardialen Marker-EGMs und der QRS-Breite sind für eine Routineanwendung teilweise noch sehr komplex. In ersten klinischen Studien zeigte sich allerdings eine gute Korrelation mit echokardiographisch und invasiv ermittelten AV-Intervallen. In Planung sind für die Routine ausgerichtete semiautomatische aggregatgestützte Berechnungsprogramme zur AV-Anpassung.

In der Praxis sollte aufgrund der aktuellen Sachlage wenigstens einmalig eine echokardiographisch gestützte AV-Optimierung erfolgen. Ein guter empirischer Anhaltswert für das optimierte AV-Intervall liegt bei Eigenrhythmus bei 120 ms und unter atrialer Stimulation bei 150 ms (wegen der intraatrialen Leitungsverzögerung bei atrialer Stimulation). Das **frequenzadaptierte AV-Intervall**

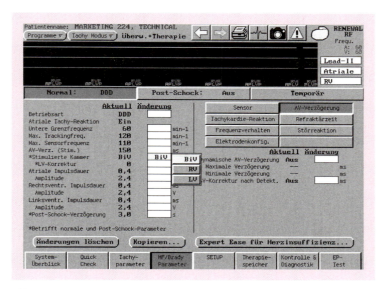

Abb. 6.2: Parameterbildschirm eines biventrikulären ICD-Aggregates (Renewal RF) der Firma Guidant. Die Programmiermöglichkeiten der Stimulationsparameter sind ähnlich denen eines normalen Schrittmachergerätes. Zusätzlich kann die biventrikuläre Stimulation eingestellt werden. Hier ist die Einstellung der stimulierten Kammer(n) hervorgehoben (biventrikulär, rechts- oder linksventrikulär). Darüber kann die optimierte AV-Zeit eingestellt werden (AV-Verz.).

(AV-Intervallverkürzung unter Belastung) sollte ausgestellt bleiben, da das optimale AV-Intervall bei Belastung eher länger ist.

6.2.5   VV-Intervall

Wie das AV-Intervall lässt sich auch die zeitliche Abfolge der RV- und LV-Stimulation in allen neueren Aggregaten festlegen: So kann in der Regel mit einem Abstand von 0–100 ms die Verzögerung zwischen beiden Stimuli eingestellt werden. Dabei kann auch die Reihenfolge der RV- und LV-Stimulation bestimmt werden. Eine Anpassung des RV-LV- bzw. LV-RV-Intervalls kann ähnlich der AV-Optimierung unter echokardiographischer Kontrolle der Hämodynamik durchgeführt werden, um die für den Ablauf der Vorhof- und der links- und rechtsventrikulären Kontraktion günstigste Einstellung zu erreichen. Hier gilt insbesondere die Messung des

6

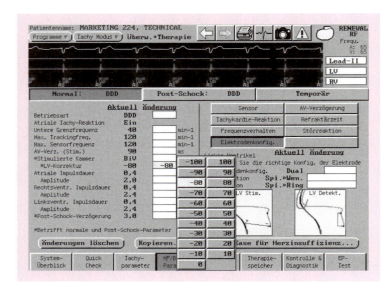

Abb. 6.3: Parameterbildschirm eines biventrikulären ICD-Aggregates (Renewal RF) der Firma Guidant. Einstellung der LV-Korrektur (hier −80 ms).

aortalen VTI in der pw-Dopplermessung als gängige Methode. Daneben kommen weitere Verfahren wie der Gewebedoppler oder EKG-/aggregatbasierte Algorithmen zur Anwendung.

Der klinische Nutzen einer VV-Optimierung kann bislang nicht mit Studien belegt werden. Zudem beträgt bei den meisten optimierten Patienten die Varianz der VV-Intervalle nur etwa 20 ms. In der Praxis kann daher das VV-Intervall zunächst auf 0 ms belassen werden, die Optimierung bleibt dann klinischen Nonrespondern vorbehalten.

6.2.6   Sonderfunktionen

Zusätzliche Informationen, welche die biventrikulären Schrittmacheraggregate anbieten, zielen darauf ab, den Schweregrad der Herzinsuffizienz zu beurteilen. Die Wertigkeit einiger dieser Funktionen ist Gegenstand laufender Studien.

Medtronic bietet in seinen aktuellen biventrikulären ICD-Aggregaten die Möglichkeit einer Messung des **intrathorakalen Flüssig-**

keitsgehaltes (OptiVol). Die kontinuierliche Messung der Impedanz (bzw. Impedanzveränderung) zwischen Sonde und Gehäuse ermöglicht einen Rückschluss auf den Flüssigkeitsgehalt des dabei erfassten intrathorakalen Gewebes. So weist ein Anstieg der Impedanz zum zuvor gemessenen Wert auf eine Reduktion und ein Abfall auf einen Anstieg des pulmonalen Flüssigkeitsgehaltes hin. Über diese Messung soll eine individuell auf die Patientenerfordernisse angepasste medikamentöse Therapie unterstützt werden. Zusätzlich besteht auch die Möglichkeit, dem Patienten über ein externes Anzeigegerät oder über Signaltöne des Aggregates eine Warnmeldung zukommen zu lassen und ihn so zum Aufsuchen seines behandelnden Arztes zu veranlassen.

Die Firma St. Jude Medical entwickelt eine Funktion, bei der über die Druckmessung im linken Vorhof eine Einschätzung der pulmonalen Stauung ermöglicht werden soll. Auch soll für ICDs und CRT-Systeme ein spezielles telemedizinisches Monitoring verfüg-

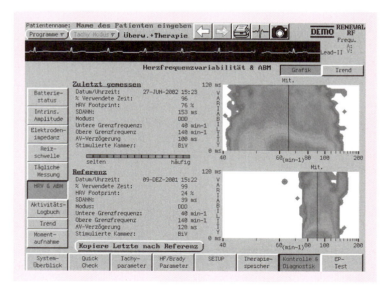

Abb. 6.4: Graphische Darstellung der Herzfrequenzvariabilität in einem „Footprint"-Diagramm (Renewal RF der Firma Guidant). Eine gesteigerte Herzfrequenzvariabilität (vor allem auch in den Bereich niedrigerer Herzfrequenzen) soll auf einen besser kompensierten kardialen Zustand hindeuten.

bar werden. Hierbei können Warnmeldungen über ein Transpondergerät an eine Zentrale gesandt werden.

Boston Scientific/Guidant stellt eine graphische Darstellung der **Herzfrequenzvariabilität** mit farbkodierten Häufigkeitsangaben zur Verfügung.

6

Anhang

Literatur

Abraham WT et al. Cardiac resynchronization in chronic heart failure. N Engl J Med 2002; 346: 1845 – 53.

ACC/AHA guidelines for implantation of cardiac pacemakers and antiarrhythmia devices. JACC 1998; 31: 1175 – 1209.

Alboni P et al. Diagnostic value of history in patients with syncope with or without heart disease. J Am Coll Cardiol 2001; 37: 1921 – 8.

Ammirati F et al. Permanent cardiac pacing versus medical treatment for the prevention of recurrent vasovagal syncope: a multicenter, randomized, controlled trial. Circulation 2001; 104: 52 – 7.

Andersen HR et al. Long-term follow-up of patients from a randomised trial of atrial versus ventricular pacing for sick-sinus syndrome. Lancet 1997; 350: 1210 – 16.

Auricchio A et al. Clinical efficacy of cardiac resynchronization therapy using left ventricular pacing in heart failure patients stratified by severity of ventricular conduction delay. J Am Coll Cardiol 2003; 42: 2109 – 16.

Bauer A und Schoels W: Risiken bei asynchroner Ventrikelstimulation. Herzschr Elektrophys 2004; 15: 22 – 26.

Bax JJ et al. Echocardiographic evaluation of cardiac resynchronization therapy: ready for routine clinical use? A critical appraisal. J Am Coll Cardiol 2004; 44: 1 – 9.

Bernstein AD et al. The revised NASPE/BPEG-generic code for antibradycardia, adaptive-rate and multisite pacing. Pace 2002; 26: 260 – 4.

Blanc JJ et al. Atrial pacing for prevention of atrial fibrillation: assessment of simultaneously implemented algorithms. Europace 2004; 6: 371 – 9.

Brignole M et al. Guidelines on management (diagnosis and treatment) of syncope. Eur Heart J 2001; 22: 1256 – 1306.

Brignole M et al. New classification of haemodynamics of vasovagal syncope: beyond the VASIS classification. Analysis of the pre-syncopal phase of the tilt test without and with nitroglycerin challenge. Vasovagal Syncope International Study. Europace 2000; 2: 66 – 76.

Bristow MR et al. Cardiac-resynchronization therapy with or without an implantable defibrillator in advanced chronic heart failure. N Engl J Med 2004; 350: 2140 – 50.

Carlson MD et al. A new pacemaker algorithm for the treatment of atrial fibrillation: results of the Atrial Dynamic Overdrive Pacing Trial (ADOPT). J Am Coll Cardiol 2003; 42: 627 – 33.

Cazeau S et al. Effects of multisite biventricular pacing in patients with heart failure and intraventricular conduction delay. Stimulation in Cardiomyopathies. N Engl J Med 2001; 344: 873 – 80.

Cleland JG et al. The effect of cardiac resynchronization on morbidity and mortality in heart failure. N Engl J Med 2005; 352: 1539 – 49.

Cleland JG et al. Longer-term effects of cardiac resynchronization therapy on mortality in heart failure. Eur Heart J 2006; 27: 1891 – 92.

Conolly SJ et al. Effects of physiologic pacing versus ventricular pacing on the risk of stroke and death due to cardiovascular causes. N Engl J Med 2000; 342: 1385 – 91.

De Vussler P et al. AF suppression reduces AF burden on patients with paroxysmal AF and class 1 and 2 pacemaker indication – The OASES study. Europace 2004; 4 (Suppl. B): B65.

Deneke T et al. AV-Zeitoptimierung bei biventrikulärer Stimulation. Herzschr Elektrophys 2004; 15 (Suppl. 1): 67 – 73.

Fischer W und Ritter P: Praxis der Herzschrittmachertherapie. Springer Verlag 1997 (2. Auflage).

Fröhlig G et al. Herzschrittmacher- und Defibrillatortherapie. Georg Thieme Verlag 2006.

Gregoratos G et al. ACC/AHA/NASPE 2002 Guideline update for implantation of cardiac pacemakers and antiarrhythmia devices: a report of the American College of Cadiology/American Heart Association Tak Force on Practice Guidelines (ACC/AHA/NASPE Committee to Update the 1998 Pacemaker Guidelines). Am Coll Cardiol 2002; 40: 1703 – 19.

Hayes DL et al. Interference with cardiac pacemakers by cellular telephones. N Engl J Med 1997; 336: 1473 – 9.

Ho KK et al. Survival after the onset of congestive heart failure in Framingham heart study subjects. Circulation 1993; 88: 107 – 115.

Irnich W et al. Störbeeinflussung von implantierbaren Herzschrittmachern und Defibrillatoren. Herzschr Elektrophys 2004, 15: 9 – 21.

Irnich W: Thresholds maesurements: Ten rules for good measuring practise. PACE 2003; 26: 1738 – 46.

Israel CW und Hohnloser SH: Current status of dual-sensor pacemaker systems for correction of chronotropic incompetence. Am J Cardiol 2000; 86: K 86 – 94.

Kawanguchi M et al. Quantitation of basal dyssynchrony and acute resynchronisation from left or biventricular pacing by novel echo-contrast variability imaging. J Am Coll Cardiol 2002; 39: 2052 – 58.

Lamas GA et al. Ventricular pacing or dual-chamber pacing for sinus-node dysfunction. N Engl J Med 2002; 346: 1854 – 62.

Lampadius MS: Herzschrittmacher-Typenkartei 2006 (jährlich aktualisierte Spezifikationen aller Herzschrittmacher und ICD-Aggregate). Herzschrittmacher-Institut, Rothenberg Süd 18, D-82431 Kochel am See.

Lampadius MS: Ratgeber Herzschrittmacher und Defibrillator. (Informationen für Patienten und Ärzte). Herzschrittmacher-Institut 2007, Rothenberg Süd 18, D-82431 Kochel am See.

Leclercq C et al. Comparative effects of permanent biventricular and right-univentricular pacing in heart failure patients with chronic atrial fibrillation (MUSTIC AF). Eur Heart J 2002; 23: 1780 – 1787.

Lee MA et al. Can preventive and antitachycardia pacing reduce the frequency and burden of atrial tachyarrhythmias? The ATTEST study results. Pacing Clin Electrophysiol 2002; 24: 541.

Lemke et al. Leitlinien zur Herzschrittmachertherapie. Z Kardiol 2005; 94 (10): 704 – 20.

Linde C et al. Long-term benefits of biventricular pacing in congestive heart failure: results from the multisite stimulation in cardiomyopathy (MUSTIC) dtudy. J Am Coll Cardiol 2002; 40: 111 – 18.

Nambi V et al. Paradoxic higher mortality associated with dual-chamber ICDs in patients with severe ischemic cardiomyopathy: possible role of pacing-induced QRS-prolongation. Pacing Clin Electrophysiol 2002; 24: 642.

Nelson GS et al. Left ventricular or biventricular pacing improves cardiac function at diminished energy cost in patients with dilated cardiomyopathy and left bundle-branch block. Circulation 2000; 102: 3053 – 59.

Nishimura RA et al. Dual-chamber pacing for hypertrophic cardiomyopathy: a randomised, double-blind, crossover trial. J Am Coll Cardiol 1997; 29: 435.

Nitzsche R et al. Endless-loop tachycardias: description and first clinical results of a new fully automatic protection algorithm. Pacing Clin Electrophysiol 1990; 13: 1711 – 18.

Nowak B et al. Stellungnahme der Arbeitsgruppe Herzschrittmacher der Deutschen Gesellschaft für Kardiologie zur Sicherheit der asynchronen ventrikulären Stimulation. Klin Res Cardiol 2006; 95: 57 – 60.

Ribero AL et al. Automatic adjustment of pacing output in the clinical setting. Am Heart J 2004; 147: 127 – 31.

Ritscher H: Das neue Medizinproduktegesetz. Herzschr Elektrophys 2004; 15: 82 – 7.

Rivero-Ayerza M et al. Effects of cardiac resynchronization therapy on overall mortality and mode of death: a meta-analysis of randomized controlled trials. European Heart Journal 2006; 27: 2682 – 8.

Savoure A et al. A new dual-chamber pacing mode to minimize ventricular pacing. Pacing Clin Electrophysiol 2005; 28 (Suppl. 1): S43 – 6.

Anhang

Saxon LA et al. Increased risk of progressive hemodynamic deterioration in advanced heart failure patients requiring permanent pacemakers. Am Heart J 1993; 125: 1306 – 10.

Stellbrink C et al. Positionspapier zur kardialen Resynchronisationstherapie. Z Kardiol 2003; 92: 96 – 103.

Sweeney MO et al. Adverse effect of ventricular pacing on heart failure and atrial fibrillation among patients with normal baseline QRS duration in a clinical trial of pacemaker therapy for sinus node dysfunction. Circulation 2003; 107: 2932 – 7.

Vasan et al. Prevalence, clinical feature and prognosis of diastolic heart failure: an epidemiologic perspective. J Am Cardiol 1995: 1565 – 74.

Wood MA et al. Trials of pacing to control ventricular rate during atrial fibrillation. J Interv Card Electrophysiol 2004; 10 (Suppl. 1): 63 – 70.

Wilberg S et al. Effect of right atrial overdrive pacing in the prevention of symptomatic paradoxysmal atrial fibrillation: a multicenter randomized study, the PAF-PACE study. Pacing Clin Electrophysiol 2003; 26: 1841 – 48.

Young JB et al. Combined cardiac resynchronization and implantable cardioversion defibrillation in advanced chronic heart failure. JAMA 2003; 289: 2685 – 94.

Anhang I: Herstelleradressen (Auswahl)

Biotronik GmbH & Co. KG
Woermannkehre 1
D-12359 Berlin
Tel. 0 49/30-6 89 05-0

Boston Scientific GmbH
Wingertshecke 6
D-35392 Gießen
Tel. 0 49/6 41-9 22 21-0

Ela Medical
siehe Sorin Group

Guidant
siehe Boston Scientific

Intermedics
siehe Boston Scientific

Medtronic GmbH
Emanuel-Leutze-Straße 20
D-40547 Düsseldorf
Tel. 0 49/2 11-52 93-0

Pacesetter
siehe St. Jude Medical

Siemens (Schrittmacher-
aggregate)
siehe St. Jude Medical

Sorin Group GmbH
Lindberghstr. 25
D-80939 München
Tel. 0 49/89-3 23 01-3 40

St. Jude Medical GmbH
Helfmann-Park 1
D-65760 Eschborn
Tel. 0 49/61 96-77 11-0

Vitatron GmbH
Emanuel-Leutze-Straße 20
D-40547 Düsseldorf
Tel. 0 49/2 11-52 93-4 00

Anhang

Anhang II: Verhältnis zwischen Periodendauer und Frequenz

Periodendauer [ms]	Frequenz [Schläge/min]	Periodendauer [ms]	Frequenz [Schläge/min]
154	390	300	200
158	380	316	190
162	370	333	180
167	360	353	170
171	350	375	160
176	340	400	150
182	330	429	140
188	320	462	130
194	310	500	120
200	300	545	110
207	290	600	100
214	280	667	90
222	270	750	80
231	260	857	70
240	250	1000	60
250	240	1200	50
261	230	1500	40
273	220	2000	30
286	210	3000	20

Der Zusammenhang zwischen der Periodendauer (auch Stimulationsintervall) und der hieraus resultierenden Frequenz ist oben tabellarisch aufgelistet.

Rechnerich gilt: Frequenz [Schläge/min] = 60 000 / Periodendauer [ms]

Index